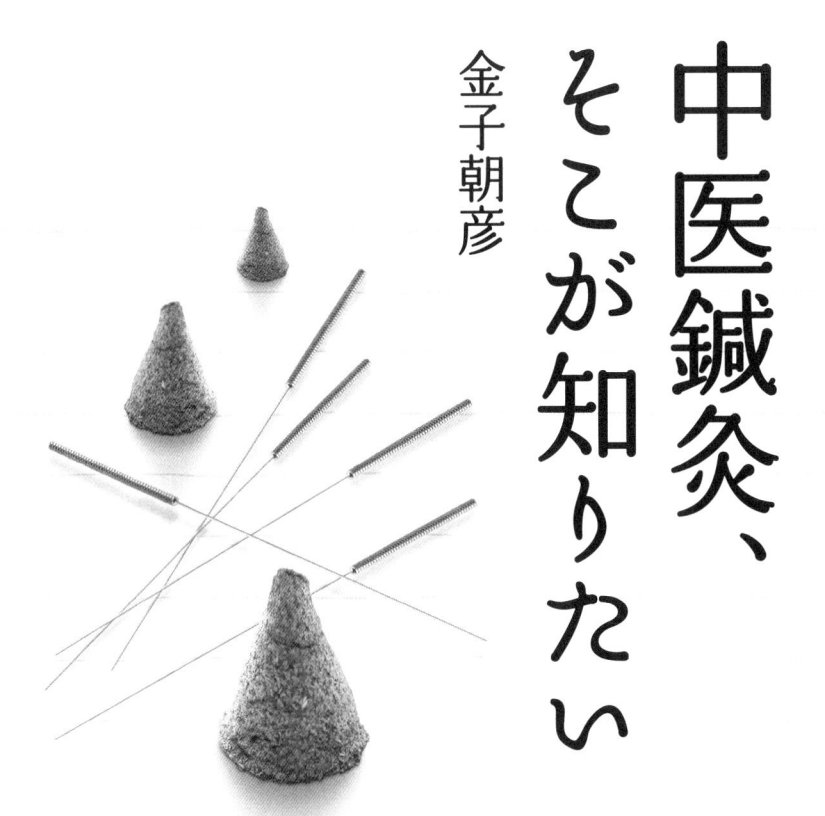

中医鍼灸、そこが知りたい

金子朝彦

東洋学術出版社

はじめに

十三年前、東洋学術出版社社長・山本勝曠氏に新宿の喫茶店に呼び出され、季刊誌『中医臨床』への連載依頼を受ける。

表裏ふたつのお題を頂戴する。表の顔は「初級者のレベルアップ」であり、裏の課題として「教科書中医学の打破」が与えられる。

汗をかきながら真剣に語る山本社長の顔が非常に遠くに見えたことを鮮明に記憶する。

他誌に連載をもっていたとはいえ、三十代の半ばの奴がやる仕事としてはいささか荷が重く、他に適任者がごまんといるだろうにという思いが強くある。まだまだ顔じゃない私で大丈夫なのだろうか？という心境であった。

当時、編集部にいた戴昭宇氏（現・東京有明医療大学助教授）の強い推薦もあり、引ける状況にはなく渋々承諾はする。ただ「教科書中医学の打破」という難問は、器を超えた課題と自覚するため、不安が先行する形でのスタートとなった。

当時は中医鍼灸の定着期である。導入期ではないにせよ、まだまだ中医鍼灸と他流派の比較論が花盛りで、色々な場所に出向いては言語規定の明確さや中医の論理性の高さなどを伝えなければならない。端から喧嘩を仕掛けてくる者もいる。二、三度攻撃されれば、鈍い筆者であっても相手の意図が読めてくる。

そんななかで生まれたのが「教科書中医学」という造語である。誰が言い出したかは定かではないが、理屈ばかりで腹の上で臨床をしていないという批判を端的に言い表した言葉がこの「教科書中医学」であった。

自身、教科書中医学といわれても、患者のからだに聞かない臨床などあるわけがないと思っており、どうしてそう言われるのかな？　と不思議で、せいぜい論理性が高いぶん、技術ウェートが低くても成り立ちやすいというくらいの認識でしかない。これでは打破するための戦略・戦術など立てようがない。

連載途中で、定着期の常である初級レベルの者が圧倒的多数を占め、中級以上あるいは教育者が極めて少ないことに由来する一時現象であると気づく。過渡期という言葉が最も適当といえようか。人口比率に喩えれば、若者が多く、中年以降は少ないのと同じであり、時間とともに死語になるだろうと予測し、気持ちがずいぶん楽になる。

新しい学問は導入、定着、発展、継承という順で進む。近代で伝統医学の断絶がある以上、現代中医学は新しい学問として導入されることになる。個人としては入門、初級、中級、上級の道を歩む。当時、初級を三歩出て、中級に片手が届くかどうかという時期にあるという明確な自覚を持つ。ならば自身がやってきたことを整理し伝え、皆で中級に行きましょうという姿勢に立てば、表裏両課題が一挙に解決すると考えた。

もちろん個の力はたかが知れている。そういう意識をもった仲間を増やせば加速度が増すとも考え、七人の志を同じくする者と三旗塾を立ち上げる。

折しも立ち上げて十年の節目を迎えた今年、現編集長・井ノ上匠氏から修正を加え出版するという話をいただく。忘れずに読み返してくださったことに感謝の意の表す次第である。

二〇一〇年十一月

目次

中医鍼灸の治療学

今年の年頭は北京で過ごした。運悪くインフルエンザの猛威に出くわす。すでに北京の半分以上の人が犠牲となっている模様。六十年ぶりの猛威だそうだ。一週間ほどの行程ゆえ、御相伴に預かるとえらいことになる。日頃のずぼらさはどこへやら、ひたすら板藍根でうがいを繰り返す。どうにか大事に至らずに済みそうな気配である。

じつは、板藍根をインフルエンザ予防に飲み続けたのは、友人である北京中医薬大学付属東直門病院呼吸器内科副主任・焦揚医師の勧めによるものである。彼女の話によると、今年のインフルエンザは、少陽病から肺熱に移行するタイプが多いという。通年のこの時期、風熱あるいは風寒化熱型が多いのとは大いに異なる。したがって処方は小柴胡湯合麻杏甘石湯加減。同科ではこれを三日分一セットとし、薬剤部前で売り出したところ、非常に好調な売行きをしめしたという。インフルエンザの治療を至極当然の守備範囲として受け止める彼女、それをいち早く商品化してみせる呼吸器内科の姿には、中医が人民の生活に深く密着している様子を改めて思い知らされた感がある。

生活に深く密着、言いかえれば中医に対する絶大な信頼があればこそ、このような具体的な事象があらわれるものである。仮に当鍼灸院で、インフルエンザ用の配穴を提出しても、余程のマニアックな患者でない限り、病院へ直行するのは火を見るより明らかである。

では、このような信頼はどこから来るのか。治療者個々の力量や政治的意図を除けば、おおむね「伝統の力」と「中医学の保証システム」に集約できると思われる。

学の保証

「伝統の力」はとくに説明をする必要もないだろう。『素問』『霊枢』『傷寒』『金匱』などの経典に始まり、その注釈をつけるという形で、各時代の状況に合わせて発展しつづけた中国伝統医学。その絶え間ない発展の過程は、国民に十分な恩恵をもたらした。この点は、明治初頭、政治的意図により国民の頭から漢方が消え、大正から昭和にかけて再出発を余儀なくされた日本と比べ、その「伝統の力」に段違いの差があらわれ、国民生活への根づき方に違いが出るのは自明の理であろう。

もう一方の「中医学の保証システム」とは何か。簡単にいえば中医学、あるいは中医学の具現者である中医師に一般化した必要最低限の知識を身につけさせる基礎教育システムの存在と、さらに次の段階として存在する臨床教育システムにあるといえよう。具体的には以下の二点を指す。日本の現状を鑑みながら読んでいただくと話が早い。

一、中医薬大学あるいは医大に併設される中医学部の存在

中医薬大学あるいは中医学部では、すでに一般化している事柄をほぼ全域にわたり教育する。ここでいう一般化とは、すでに常識となっている事柄、つまり中医界の共通認識という意味で捉えていただきたい。

六年間を費やし、西洋医学と違う体系をもつ中医学の常識を身につけるのである。もちろん中医基礎理論という狭い意味ではない。いろいろな角度からの教育が施される。方剤、薬理、経穴などの一般知識、あるいは各家学説、臨床各論なども存在する。医師としての西洋医学の知識も注入される。そこで、中医師といえどもインフルエンザの診断には血液検査を常とする。よく中医書の治験例のくだりに簡単な西医的検査が付帯するのはそれゆえである。これにより、どこの中医学院を出ても、ほぼ一定の中医師としての常識と、本格的な臨床へ入るための基礎力ができあがる。

日本の現状でこれに近いのが医学部、薬学部、鍼灸学校であろう。とくにわれわれ鍼灸師に置きかえると鍼灸学校ということになる。幸い日本の鍼灸学校には必修として東洋医学概論あるいは東洋医学臨床論などの授業があり、中医基礎理論に相当する授業が施される。これなど小生が卒業した十数年前には考えられなかった大躍進であり、関係者のご苦労には頭が下がる思いである。しかし、教育者の人材不足、時間数の不足などは如何ともし難い。しかし、それ以上に問題なのは、その後に続かなければならない臨床への道筋が示されていない点である。これは教育においては致命的な構造欠陥である。その結果が臨床につながらない、屁理屈が多いという意見になり、ひいては「教科書中医学」という名言（迷

言）を生む下地にもなる。

　現状の鍼灸学校で行う中医基礎理論程度の教育では絶対的にコマ不足である。これなど基礎というより入門に位置づけたほうがよいだろう。そこで、われわれのような研究会、あるいは町で奮戦する各臨床家の役割が重要になる。学校で入門を終えた生徒に門戸を開き、広範囲な基礎力を上積みし、さらにその上の「臨床中医学」を目指すように指導する。広範囲な基礎教育と臨床教育、このどちらが欠けても本当の意味での臨床家など育たない。

二、臨床現場における専門性の確立

すべての中医師がそうだというわけではないが、相当数の者は臨床家への道を歩み出す。ここでは中医学院で修得した知識を基礎に、その応用教育が待っている。理論から実践への移行である。先の焦揚医師を例に取れば、彼女は呼吸器の専門家であり、流派では大学院時代を通し、董建華老中医に師事する。当然、学統は温病学ということになる。

　臨床現場では、指導教官からこと細かな臨床指導や科全体としてのカンファレンスが待っている。ときには教官が会得した独自の臨床体系や裏技も伝授されよう。このなかには中医理論を基礎に相当の発展をみせているものや、常識的理論から少し逸脱するも、その臨床現場においては非常に有効性を発揮するものもある。いわゆる秘伝とか口伝と称される類である。この秘伝の類を消化吸収し、我がものとするための条件は二つ。先にも書いた十分な基礎力と秘伝を伝授する側と同一の臨床現場を共有するという二点である。これがないと秘伝など無用の長物と化す。小生これを称して「基礎を突き破り個を形成する教育システム」と勝手に呼ばせてもらっている。残念ながらこのシステムが日本には皆無である。わずかに東京衛生学園（後藤学園）や東京医療福祉専門学校（常陽学園）などで、中医的臨床を意識した特別授業があり異彩を放つにすぎない。しかし、これとて基礎教育の一環として行われる臨床実習という側面が強いように思う。しかたなく研究会、講習会、師匠を探すさすらい人とならざるをえない。

毎年中国へ行くたびにその意を強くするが、中医薬大学での徹底した基礎教育、その上に乗り存在する臨床現場での「基礎を突き破り個を形成する教育」、この二つの柱こそが中国伝統医学の底力であり、われわれがもたざる最たるものと確信するにいたった。

臨床家への道

小生、教育環境という視点では恵まれたとの思いが強い。とくに雞林東医学院・梁哲周先生から幅広い基礎教育を施された。

まず梁先生から「人の頭の良し悪しなど五十歩百歩であり、何より好奇心が大事である」と聴かされ、頭の悪さを自覚するぶん、妙に安堵した記憶がある。

まずは数年かけて、一般素養として工具書の使い方、文章の書き方、講演の仕方、専門書の読み方、漢文の基礎知識などを教わることになる。ずいぶん迷惑をかけたように思う。中国ならこんなことは高校時代にすでに終わっているに違いないからである。また学問的には方剤学、本草学、日中諸派の学説、穴性論、問診論、臟象学、臨床各論、病因病機学などを教授していただいた。とくに問診論は、その後の弁証能力を格段に上げる重要なきっかけとなった。また臨床各論では疾患別のマニュアルの作り方を教わり、マニュアルなど役に立たないものとの認識を一変させられるはめになる。

くどいようだが中医系鍼灸師を目指すなら、まずは広範囲な基礎力を身につけ、それを日々漆塗りのように少しずつ厚くすることが肝要である。鍼灸師にとって一見無駄にみえる方剤の知識は、配穴を組み立てるうえで十分参考になり、食養生を考えるうえでも相通ずるものがある。とくに［蔵象学―病因病機学―診断学―臨床各論］という一連の流れは必修と考える。人の治験例も多読するにこしたことはない。できれば週に一度でも臨床家のもとへおもむき、臨床を頭の隅に置きながら学習するとよりベターである。

一方、命門会の仲間からは酒を汲み交わし（下戸であるのだが）、臨床のこぼれ話を聞かされた。ときには激論を超え、喧嘩もするが、それなりに楽しい。たとえば、「灸の根元が堅いのは表、軟らかいのは裏」「五十肩は脇の下」「腎虚は膝が浮く」「血虚、痰飲比例論」「灸頭鍼は何でも効く」「太衝は広い」などなど、数え上げたらきりがない。しかしこの手の話が酒の肴として登場すると、いたく省略形になる。簡単な補足をつけることにする。

○「灸の根元が堅いのは表、軟らかいのは裏」とは灸のひねり方の話である。根元の部分を先端より堅くひねれば、途中から燃焼速度が遅くなる。そのため、皮膚表面を横に広がるような効き方になる。一方根元が軟らかいと燃焼速度が早くなり、皮膚面を通り越して瞬時に裏に入る感じがある。

○「五十肩は脇の下」とはおもに極泉の穴性を指す。極泉は理気活血、清熱散結の効が高い。したがって気滞血瘀あるいは瘀血の化熱する五十肩には効果的である。

○「腎虚は膝が浮く」は臨床所見の一つである。腎虚の患者を仰向けに寝かせたおり、ベッドと膝裏の間に拳が楽々と入るくらいの空間ができることがある。補腎の配穴に委中の行気を加えるとよい。

○「血虚、痰飲比例論」は臨床家ならではの言葉だろう。血虚が進行するおり、よく痰飲の悪化現象をともなう。逆に痰飲が増悪するとますます血虚がひどくなる。それを比例関係になぞらえている。

○「灸頭鍼は何でも効く」とはツボの自撰性の話である。ツボの自撰性とは、一穴にいくつかの穴性があり、有効刺激を与えれば、その病態に応じた穴性が優先的に働くことを指す。この自撰性が灸頭鍼で高められるのである。どんな病気にも灸頭鍼をしろ、という単純な話ではない。臨床的には補法においてこの傾向が強い。これ以来、腎陰虚に太谿の灸頭鍼を用いることに抵抗がなくなる。

○「太衝は広い」も意味深い言葉であった。足の第一、二趾間で行間から太衝までの広い範囲を太衝面と考える。このなかで反応をみながら第一趾側の近くに刺すか、第二趾側の近くに刺すか、あるいは湧泉の方に向けて刺すかなどで、より弱刺激で適応する穴性を導き出せることを経験した。

このような臨床的な話は、なかなか教科書には表現しにくい。仮にあったとしても、聞く側の発展過程と一致しなければ目に止まらない。ひとえに指導する側の人をみる眼力と教える時期にかかっている。これが小生にとって「基礎を突き破り個を形成する教育」となった。

治療学の考察

小生まだまだ発展途上のなかにあると思っている。それゆえ、これから書くことが数年後には変わっているかもしれない。あるいは強化されるかもしれない。ただ、現状に満足するほど愚かでもない。

中医の特徴は数々あろう。そのなかでもわれわれ鍼灸師からみて、際立つ特徴は融通無碍な治療学にあると思われる。中医的治療学では、その再現性の確保のもと、証に適うすべての治療が許される。まさに何でもありの世界である。この点は是非に強調したいと思う。

また、あえて「われわれ鍼灸師からみて……治療学」とことわりを入れたのは、広義的には一般にいう多様な治療手段、つまり湯液、鍼灸、按摩、食養、気功などを指し、狭い意味では縦横無尽な配穴学を指すからである。

一、広義の治療学

鍼灸師の場合、かなりの治療手段をもっている。まず鍼と灸は当然として、大半の鍼灸師が按摩マッサージ指圧師を兼ねる現状においては、按摩、マッサージ、指圧も治療手段と考えて差し支えない。一部の光線治療や生活指導、食事指導、運動療法、あるいは呼吸法や気功なども守備範囲といえる。湯液を除けばほぼ中医師に匹敵する。

これらを組み合わせることで、多様な疾患に対応できると思われる。たとえば、赤外線を足の裏にほぼ直角に当てれば、軽度の腎陽虚に効果的である。鍼に恐怖心をもつ初診の患者（主訴：夜間尿、証：腎陽虚と仮定）に深呼吸、百会、湧泉の持続的按圧、それに赤外線の直角当てを組み合わせれば、かなりの「補陽益腎、昇陽益気」の効が期待できる。また、蒸しタオルと呼吸法、それに操体法を組み合わせれば、風寒型の落枕を治せる。食事指導も有効な治療手段である。血虚痰飲の患者にはおおむね海藻類が効を奏す。小児の陽明病など○番鍼の刺絡と灌腸で事足りる。この際の灌腸などは母親に頼む。生活指導の範疇と考える。

勝負の分かれ目は、治療手段はもとより道具、指導法にいたるまでを、どれだけ証と対応する形で分類・整理するかにかかっている。これを穴性論と組み合わせれば、思わぬ相乗効果を生むことになる。とにかく手は広いにこしたことはない。そのためには、相当に広範な基礎力が要求されるのは必至である。

こういう意見を述べると、全国から「鍼灸師は鍼灸のみで勝負しろ」というお叱りの手紙が届く。本論は、中医治療学の可能性を示唆したものであり、鍼灸師個々の思想を論じたものではない。鍼灸の王道だとは思わないが覇道には当たろう。けっして邪道というわけではない。

二、狭義の治療学

これは鍼灸のみを治療手段とした狭い意味での治療学を指す。これには二つの視点がある。一つはこのツボを用いるかという点、もう一つはいかに穴性を引き出すかという点にある。どこのツボを用いるかという点では、理論的には証との対応、つまり治法に適えばどのツボを用いてもよい。もちろん治効があるという前提の話である。現状ではここが大いなる誤解の対象になっている。理由は定かではないが、配穴を非常に固定的なものと考える向きがある。これこそ「教科書中医学」の弊害である。

中医書によくこんなくだりがある。主訴：下痢、証：脾虚、治法：補気健脾、配穴：中脘と足三里。この配穴は「脾虚の下痢には中脘、足三里が使えます」という意味である。これを勘違いし「脾虚の下痢には中脘、足三里以外は使えません」と読む者がいる。こういう輩に限って「中医は効きませんね」などと戯言を吐く。教条主義に陥っている。ちょっと興奮した、きつすぎたらごめんなさい。

小生ならば以下のような過程となるだろう。まずは主訴を下痢と確定したのち、下痢に関する情報を患者の言葉で自由に話してもらう。そのおり患者の生活状況から発するたくさんの情報に耳を傾ける。そして重要な情報と考慮する程度の情報とを選り分ける。「医なるものは必ず須《すべから》く委曲にして請問すべく、けっして一診にして良く悉《ことごと》くその病情を知ること無きなり」（『医学入門』問診より）の精神を忘れてはいけない。小生の場合、ややアレンジを加え、詳しく問うというより、詳しく聴くことに重点を置くきらいがある。

話を先に進めよう。問診の間、望診も織り交ぜ、いくつかの証に絞り込む。今度はその証を意識しながら何点かの事項を尋ねる。こうしてはじめて脾虚の下痢と判断する。これを脈舌および腹診で補強した後、治療に入る。頭のなかでは中脘、足三里のほか、関元、気海、天枢、公孫、章門、内関、中府、列缺、三陰交、陰陵泉、隠白、照海などが浮かぶ。そのなかから、自分なりに虚証の一般反応と認識する軟弱感と湿り気を指標に二、三穴をセレクトする。

手技は呼吸および捻転の補法。その後に灸頭鍼をかける。置鍼は約十分ほど。脈腹の変化を探り、次診までの症状変化を期待する。治療の間は補気性を高める腹式呼吸と腹部の赤外線照射を行う。眠ってもらったらしめたものである。減食と休息を指示し完了する。ざっとこんな流れになるだろう。所要時間は約四十分である。

中脘と足三里はあくまで代表的配穴の一つにすぎないのである。小生が用いるツボ(補気健脾のツボ)だけでも両手では足りない。となれば、その二つ以上の組合せである穴対（対穴）のすべてが載る教科書でも作るとなれば、それこそ『広漢和辞典』なみの厚みが必要になる。

冗談はさておき、中脘と足三里で治るという意見もある。この人たちは、先の穴性の理を知らず、マニュアル通りに「脾虚の下痢には中脘、足三里以外は使えません」と考えるのではなく、「中脘、足三里には補気健脾の穴性がある。それゆえ、必ず脾虚の下痢は治るんだ」という信念をもつ。たしかに一理はある。しかし、治るまでの時間効率が恐ろしく悪い。さもなければ、一般鍼灸師の域をはるかに超えた技術レベルといわざるをえない。

小生、技術は人並みである。それゆえ、ことのほかツボの反応を大事にする。それが同一穴性群のなかから、より証に対応した反応を指標に数穴セレクトするという治療法にいたったのである。

穴性は、いうなればツボのもつ特異性である。そこで、そのツボに適度な刺激を与えれば自ずと効果があらわれる。しかし、同一穴性群のうちどれが一番効きやすいかという視点に立てば、ツボがもつその時々の病理反応をおろそかにすることなどけっしてできないのである。

これから中医を目指す鍼灸師は、広範な基礎力を身につけ、そのうえで臨床に向かってほしい。そのおり、先輩、師匠が臨床のなかで見つけた言葉を大事にしよう。中医治療学はまだ未完成の段階にある。

まずは中医書にあたり基礎的部分はつかもう。あとは患者の体と相談しながら階段を上ってゆけばよい。われわれ中医系の人間は弁証論治という優れた治療システムをもっている。これを上手く運用し的確な証を導かなければならない。その後、治法に応じた治療を組み立てる。誰が組み立てるのか。自分自身がである。

かつて経絡治療は配穴学を非常に狭く捉えた。そこから脱皮し現在の体制になるまでいかほどの時間を費やしたか。われわれは歴史の教訓から学ばなければならない。配穴を小さく固定的に捉えてはいけない。小さく捉えれば捉えるほど、「学」から外れ一代の芸となる。

（『中医臨床』通巻七六号・一九九九年三月）

あとから

立ち位置

この連載を始めたのは十数年前。この間、「教科書中医学」という言葉は鳴りを潜める。運用する側のレベルが上がり、教科書から脱皮したわけでない。以前より大衆化し、裾野が広がったのがその真相であろう。ブログなどを探索すると湯液、鍼灸のみならず、アロマ、美容、整体、薬膳など、各方面で中医理論を用いた説明がなされる。医学の枠を超え、新たなライフスタイルの基礎的思想として位置づけるものすらある。

裾野の広がりは歓迎する。ただし現在の学識レベルでは、いずれは埋没するだろう。

学としての保証は言語である。言語で伝えることで伝承が成り立ち、教育が成り立つ。しかし治療という行為は言語が主役とはなりえない。言語で紡《つむ》ぐも、人の身体からの乖離は許されない。

近年、鍼灸教育機関は門戸を開いた形での臨床施設を併用する。学生が生きた現場を体験することは有意義である。間違ってもらいたくはない。入門レベルの者が臨床に関わるなら、自身の学識の低さを認識できるから有意義なのである。もちろん患者には申し訳ないと思う。

中医用語を知っている程度が入門。

中医理論を知り、病理的関係論を説明できる段階が初級。

中医理論を駆使し、臨床で整合性をつける段階が中級。

現実の現象を理論に照合しながら、自身の見解が出始めたら上級。

論者は以上の四段階で力量を判断する。

現実を見せられ自己認知のできた者は強い。次のステップへの階段がはっきり見えてくるからである。

問診のすすめ

小生が所属する命門会では夏に「鍼灸学生のための中医学講座」を開催する。毎年五十人近くの学生が参加し、のべ二百人以上の学生と縁をもつことができた。その縁もあって現在十五人ほどの仲間と中医学の研鑽に励んでいる。初級クラス一つをとっても学生から臨床家までとその幅が広い。歴史の好きな学生、ひたすら教科書を暗記する者、なかには開業日に三十人以上の患者をこなす豪の者もいる。豪の者に「今さら、うちに来なくていいんじゃないの」というと「しっかりとした理論が欲しいんです」と即答する。どうも臨床家とは、社会的に成功をおさめても確固たる理論がないと心にすきま風が吹くものらしい。

彼らの質問を受け、話し合い、さらに臨床シミュレーションを通して感じた問題点をざっと列記してみよう。

臨床上の問題点

①主訴にまつわる情報が徹底的に少ない。
②症状分析が非常に甘い。
③証の確定に決め手を欠くため、臨床に自信がもてない。
④患者の言葉を中医用語に変換できない。
⑤配穴が非常に画一的である（たとえば、腎陰虚は主訴の如何を問わず太谿、関元、腎兪に鍼を打つなど）。

とくに①は重要である。問診の進め方が稚拙なため、患者からの情報量が少ない。その情報の少なさを自分の思い込みや勝手な推論で補完する。その結果が②の甘い分析、そして③の自信のない臨床へとつながってゆく。問診の稚拙さから悪循環を生じる最悪のパターンである。臨床家を標榜するなら、この悪循環を断ち切ることを第一のハードルと心得てほしい。まずは問診を通じて、患者から如何に情報を集めるかに心を砕くべきであろう。

問診はある意味では技術である。そこには必ず効率よくかつ正確に患者の言葉をとらえる技術論があるはずである。刺鍼の際の技術論は花盛りなのに、問診の技術論になると途端にトーンダウン。この点に関しては「問診の教育」を含めた臨床教育をおろそかにした教育現場の実体が見え隠れする。

今回、この問題に危惧を抱く一人として、日頃の「問診の進め方」を提出し、問診にかかわる諸問題にたいしての鍼灸業界の今一歩踏み込んだ論議を期待したいと思う。

④の「患者の言葉を中医用語に変換できない」は、日頃の学習態度に問題がある。本を読むとき臨床と絡めて読んでいない。それゆえ問診の際、患者が自身のもつ症状のイメージを現実の言葉として発したとき、その表現法の多種多様さに翻弄されることになる。その結果、患者の言葉の意味するところがわからず、せっかく勉強した中医用語に置きかえることができない。喩えは悪いが、変換機能が悪いワープロのようなものである。そのうえ、外字作成も怠っている。

この手の問題は、本来個人に帰属する問題であるが、教育者の指導一つで眼からウロコが落ちるものである。この点に気づくか、気づかされるかは重要である。その後の臨床を格段に進歩させる。たとえば、机の上で「煩燥」にたいする意味やイメージを理解したつもりでも、患者の日常表現としての「煩燥」を意識しないばかりに、役に立たない理論と化す恐れがある。まずは「患者のための本の読み方」に徹することである。これは、次回以降のテーマとして詳細に述べてみたい。

⑤はむしろ当然の結果であろう。初歩の穴性論を覚えなければ話にならない。あとは臨床を通して強化すればよい。これも別項を立て、論じる機会が与えられれば幸いと考えている。

日頃から「患者のための本の読み方」に徹し、そのうえで問診の技術を磨こう。本論はこの視点に立ち、とくに問診の技術論に重点を置く構造とした。しかし問診の意味するところはこれだけにとどまらない。じつは問診を磨くことが、他の診断を向上させる一つの有力な武器になる。

問診の二つの意味　——主訴にまつわる情報と診断論拠——

一、問診は自覚症状の宝庫

一般に中医診断は四診合弁が重要であるという。当然のことであり異論を挟む余地はない。しかし、患者の意識構造という点からみれば、問診で得る情報と望聞切で得る情報とでは明らかな違いがある。患者の症状には、患者自身が自覚する症状と、自覚の如何を問わず治療者が見つけ出す症状とがある。問診で得る情報はおもに自覚症状やそれにまつわる情報である。

問診で得やすい自覚症状にはどういうものがあるのだろうか?

一般にその時点での患者の最大の関心事である。具体的にはいつもと違う、いままでに感じたことがない、あるいは人と違う症状や苦痛ということになろう。言いかえれば、これこそが主訴にまつわる情報であり、一部の精神疾患を除けば、本人が病識をもって来院となる。つまり、自分の体についての何かが非常に気になり、それを明確に自覚して来院するものなのである。

たとえば痹証を治療するため鍼灸院を訪れたとしよう。疼痛の程度、質および部位、発生状況、増悪因子などが、その時点での患者の関心事であり、かつ最大の苦痛であり、当然ながら自覚しやすい症状ということになる。また緩解因子なども、急性期では増悪因子と比べ、やや自覚性が低いものの、慢性期になると相当な自覚性をもつ。

それに比べ自覚性の低い症状は答えにくい。たとえば痹証時の尿不利を見てみよう。これはわれわれにとって湿邪の存在を疑わせる重要症状の一つではあるが、患者にとっては痹証と尿不利の因果関係を推察するすべもなく、よほど顕著な尿不利以外は自覚性に乏しく、答えに窮することが多い。こういうときの決まり文句が「普通です」である。これは「よくわかりません」「考えたこともありません」と同意語の「普通です」であり、その信用度に疑問符がつく。間違ってもカルテに「異状なし」と書かないように。このおりは、具体的に尿回数を尋ねるか、他の追加項目、たとえば住居環境（湿度、太陽の当たり方、家の地形など）、仕事環境（湿度、地形、水とのかかわりなど）、飲水状況を尋ねることで湿邪の存在を浮かび上がらせ、最後に湿邪が痹証悪化や発生起因と絡むかどうかを考察する。

問診を上手に行えば、主訴にまつわる情報、とくに自覚症状が容易に入手できるはずである。弁証論治は一般に患者の主訴から証を導かなければならない。それゆえ問診を中心にすえ、四診合弁するのである。初学者はこの点を考慮し問診に臨んでいただきたい。

二、問診は望聞切の論拠

一方、望聞切で得る情報は患者の自覚の有無にかかわらず、治療者が主体的に見つけ出すものである。問診と違い、患者に「情報の発信者」の役目を負わせない。あくまでわれわれがもつ理論を駆使して患者の全体像から一部を切り取る作業にほかならない。

たとえば舌紅を考えよう。舌紅は熱証を意味する舌色である。これは、患者の舌を見た治療者が己の主観により判断するものである。患者自身が舌の赤色を自覚するかどうかは、なんの関係もない。つまり問診時の［患者＝情報発信者］―［治療者＝情報収集者］の関係から、［患者＝情報発信者］が消えるわけである。

必然的に治療者の主観のみが頼りになる。主観といってもただの当てずっぽうというわけではない。理論に則ったものでなければ意味がない。

ここからが重要である。注意深く読んでもらいたい。初学者でも舌紅が熱証を意味することは知っていよう。ただし、どこまでを紅色と規定するか、具体的には舌淡紅と舌紅の線引きなどをどこで決めるのだろうか。これは、先述したように自分がもつ理論体系を基準とする。われわれなら中医理論に沿って色の範囲規定を行うわけである。

中医理論に従って話を展開すれば、「熱証は、舌診では舌紅となってあらわれる」という初歩認識をもつ者は、舌の赤そうな色をみて、これを舌紅の範疇とするかどうかを判断する際、問診により熱証を確認してはじめて舌紅と判断するものである。逆にいえば、問診で熱証が確認できないときは、舌淡紅と舌紅の中間あたりの色を自信をもって舌紅と言い切る論拠を失うことになる。

これは脈診、腹診についても同様であろう。つまり初期の望聞切の形成段階にあっては、証確定の論拠を問診から得るのである。それを頼りに望聞切を鍛えていくのである。この繰り返しこそが、望聞切の範囲規定に確固たる自信をもたせ、独立した診断法に昇華させる早道なのである。

「一診を鍛え、それを論拠に他の三診を向上させる」、この手法はぜひ頭の隅にとどめてもらいたい。なぜ、問診にこのような顔をもたせるか。これも臨床教育の少なさゆえである。日本では、中国のように膨大な時間を臨床教育にかける現状になく、また臨床家の指導に恵まれているとも言い切れない。ならば頭を使い最も効率の良い方法を模索するしかないではないか。

ただし、おもしろいことに老中医とてこの手法を用いて弁証を進めている。ほとんどの場合、問診ではなく脈診で得た情報を論拠に他の三診を加味するという手法をとる。じつに鮮やかで切れ味が良い。小生もあやかりたいものだ。そのためにもまずは脈診を上達させる論拠としての問診を鍛えなければいけない。

四診合弁という美名に惑わされてはいけない。ほとんどの臨床家が「一診を鍛え、それを論拠に他の三診を向上させる」という手法を取る。でも皆、「四診合弁しなさい」としか言わないのが不思議だ。

これで問診の重要な意味である「主訴にまつわる情報が入手しやすい」と「望聞切の診断論拠」の二つがご理解いただけたかと思う。

問診の具体的な進め方

一、自由問診法

自由問診法は小生の造語である。患者が話したい内容をより自由にしゃべれるよう質問する方法を指す。面接法のテクニックの一つであるオープン・クエスチョンを鍼灸院用に応用したものと考えていただきたい。患者の自覚する症状を極力話してもらうよう促すことで、より生活に密着した情報を得ることができる。後述はいかに機械的な問診に陥らないようにするかを工夫したものである。

①自由に話せる状況の設定

患者が自発的かつ自由に話しやすい環境を設定する。まずはくつろいだ雰囲気が必要である。具体的には以下のようなことを指す。

奨励事項：治療者がリラックスする（重要事項）、治療者の態度（やさしい口調、腕組みをしない）、プライバシーの保護、座りやすい椅子など。

※対面型の問診は緊張してしまう人も少なからずおり、その対策として目線を外す、互いの座る位置を考慮するなどの工夫も必要である。

禁止事項：電話などによる問診の中断、衣服を脱いだ状態での問診（とくに初診）など。

※ときにわずかだがタバコの臭いが気になる治療院がある。世のなかが禁煙に傾く御時勢である。嗜好品の是非に口を挟むつもりは毛頭ないが、タバコあるいはタバコを吸う人が社会からどういう認知をされるかぐらいは常に意識すべきである。

②治療目標の設定

治療目標はおおむね主訴であるため、問診の冒頭に「どうなさいました?」と尋ねれば即答してくれる。まれに主訴を告げる前にその発生状況を話す人もいるが、治療者としては患者を急かせてはいけない。余分な緊張を生むだけである。

問題は主訴が不確定要素の高い疾患のときである。不妊症などがこれに相当する。このおりは治療目標を比較的明確なものに置きかえる。高温期の維持、生理不順の改善などを目標にする。それでもこの手の疾患は苦労する。治療目標として設定できるほどの症状が何もないこともある。どこも悪くないけれど妊娠しないケースである。全身状態に視点を移しそこから証の選定に入る。患者には「妊娠しやすい体づくり」といえば支持が得やすい。お互い飽きないことが肝要である。

また主訴が多岐に及ぶ場合も注意が必要である。更年期障害などが代表格であろう。激しい症状があり、その症状が患者に非常な苦痛を与え、日常生活に不備が生じる場合は、潮熱、発汗異常、不眠、肩こり、冷えなどから一、二をリストアップし治療目標とする。

また過剰な即効性を期待する患者がいる。改善までに時間がかかることを説明すると、理解はするが、感情的に納得はしない。そのため三回前後を目安に来院しなくなる。背後に肝の疏泄失調などからくる強い猜疑心、鬱々不楽が医療機関に向くものと推理する（当院ではジプシー患者、または治療院ウオッチャーと呼ぶ）。肝気鬱、肝陽上亢などの証自体を治療目標に置く。症状をあらわしているその人、あるいはその環境には理解を示すものの、細かい症状は追わず、弁証配穴を優先する。このとき理解の示し方が長期継続のコツになる。この患者を三回前後で手放すと行く先々の医療機関でボロクソに言われることは必至である。

③ コミュニケーションの促進

大前提としては患者の話の腰を折らないことである。そのうえで「そうですか」「わかりますよ」「それで」「うんうん」「ええ」「なるほど」などの相槌や頷きを適所に盛り込むようにする。また、区切りのよいところで患者の話を簡潔にまとめて復唱することも有効である。復唱することで患者は自分の話が理解されていると感じ、それが信頼感を生み、さらに積極的に話す原動力となる。

ときに患者は、事実を思い出すまで、あるいは適切な言葉を探すため寡黙になる。そのとき治療者は「待ってますよ」という心持ちでリラックスしながら少しの間は沈黙を守る。初心者にはこれが意外とむずかしい。つい焦って沈黙を破ろうとすると患者も焦り、さらに寡黙になる。

また、話す内容が患者の生活史上あまりに重要な出来事であったり、患者にとって恥部に属するものであるため、声が小さくなったり、言葉につまることがある。この場合「話にくそうですね」「話したくなかったら話さなくていいですよ」と指摘することで、患者に話すきっかけを与えることができる。

ときに患者の話が軌道から逸れ、あまりにも現状を反映しないこともある。なにかお茶飲み話でもしているかのような錯覚に陥る。程度の問題ではあるが、一度簡単にまとめて復唱した後、再度軌道修正の意味を込めて病気についてもっと知りたいという意思表示をする。

④ 患者の生活史を意識

いまから話すことは、患者の話に聴き入る際、自分自身がよく意識することであり、一般的とはいい難いかも知れない。

まず問診のおり、患者の言葉を材料に頭のなかで患者の生活物語をイメージする。生活のなかで苦しむ姿、そのなかでの焦り、不安、抑鬱などの心の動き、あるいはその病気が周囲に承認されているか、周囲と軋轢を起こす原因となるかなどを想像する。こちらがそういう意識を持ちながら患者の話を聴き入ると、頭のなかでまるで患者が主人公の映画でも見ているかのような光景が浮かぶ。

ただハリウッド好きの小生にとって残念なのは、現実の病気をもった人が主人公のため、リアリズムがもの凄く、必ずしもハッピーエンドにならないところがつらい。

⑤ 非言語にも注意

患者のコミュニケーションの手段は、必ずしも言葉だけとは限らない。俗にボディーランゲージと呼ばれるもので表現する。顔の表情、姿勢、声のトーンなどを観察することで、この非言語的コミュニケーションの意味するところを理解する。本来、われわれから見れば望診の枠に入れるべきところであるが、問診中の出来事であるため、現実には問診と同時進行で見ていかなければならない。

以下は中医学の見地から問診中に多いボディーランゲージを観察したものであり、付記した証はあくまで参考程度にとどめていただきたい。

・うつろな眼……心血虚
・顎や下唇の軽い振震……心血虚、肝血虚
・歯を喰いしばる……肝気鬱、肝火上炎
・キョロキョロする……肝気鬱、脾虚、心火
・こちらを凝視……肝気鬱、心火
・視線を避ける……心血虚
・斜めに構える……肝気鬱

・腕組み……肝気鬱
・手足をよく動かす……心火、心陰虚、肝気鬱、胃熱
・手で頬や顎を触る……心血虚

⑥ 患者の言葉の正確な理解

患者の言葉は常に主観的であり、その表現方法および表現能力は年齢、地域性、教養度、さらには治療者に対する信頼感などで多種多様なものとなる。患者の言葉を正しく理解するには、まずは自分を患者の立場に置きかえてみるとよい。それが患者の平素の生活から発する言葉を理解する秘訣の一つである。

まずは患者の日常的言語の意味を正しく理解するよう努めよう。十代の青年に「最近ちょっと腰があやしいんです」と言われたら「どんなふうにあやしいの」と返し、さらに具体的な言葉を促すようにする。そのなかから、彼の言わんとする腰のあやしさを総合的に判断する。自由問診が終わりに近づいたところで「先ほどの腰があやしいというのは××××という感じですね」と確認する。冒頭から「あやしいってどういう意味なの」と聞き返すのは会話の促進という視点からはあまり感心できない。

また患者と治療者の間で微妙に語感のずれを生じることがある。とくに、痛みの表現などはことさら主観性が高い。ズキズキ、ズキンズキン、ズーンなどは、本当にわれわれがイメージする痛みと同じなのかと苦慮するところである。自由問診が終わったところで、「痛みについて別な表現はできないか」と尋ねるのも一考かと思う。

⑦ 中医用語に翻訳

患者の日常的言語を掌握したら、つぎはその言語が中医で何に相当するかを考えなければならない。それには常日頃から中医用語の意味を正しく理解したうえで、さらにそれが患者の日常用語で語られたときは、どのような言葉になるかを予想しておくとよい。この作業はきわめて重要と考える。初級から中級にステップアップするための必要条件である。ある意味で理論と実践の架け橋ともいえる。

この中医用語に翻訳する作業は、すべての問診が終わった後、患者をベッドに移動させ、赤外線やホットパックで時間を稼ぎ、その間に本を調べることも可能かと思われる。この点では初学者の方の安堵した姿が見えるようである。ただし、日頃から患者の表現を意識して本を読んでいないと三十分近くも時間稼ぎをしなければならなくなるので要注意。

自分自身、夜中によく心煩ぎみになる。決まって心に何かが引っかかったときである。そのときの自分のイメージは寝苦しさと、実際に胸に残る猫に掻かれたような爪の痕である。もし自分が患者の立場で、治療者から心煩の翻訳的言語と思われる「胸苦しいことがありますか」と聞かれたら、答えは「いいえ」である。

⑧ 症状の確認

再度、聞き違いや患者の思い違いがないか確かめるつもりで、ゆっくりとした口調で確認する。患者がしゃべり残したことに気づいてくれることがある。

⑨ 症状の重要度

この段階ではすでに相当な量の情報が手に入る。患者の日常的言語を理解し、ある程度は中医用語への転換もはかられた。あとは治療目標からみて重要と思われる症状をリストアップする。

⑩ 仮説の証を推定

重要症状を眺めながら証の絞り込みを行う。一つの証に絞り込めたらラッキーである。もちろん心脾両虚、肝腎陰虚などの兼証は一つの証と考える。しかし、たいがいは二つぐらいの証が脳裏に浮かび、さらに絞り込むための問診を行う。これを本論では「検証問診」と呼ぶことにする。

二、検証問診

先の自由問診法におけるわれわれの役割は、「情報の発信者」である患者のサポーターといったところであった。いま一つ証を決定する決め手に欠けたり、こちらが是が非でも欲しい情報が抜けていたり、あるいは直感的に何かが違うと感じるときは、直接そのことについて尋ねてみる。自由問診と違い目的意識の明確な問診といえる。

たとえば生理痛を主訴にした患者を想定してみよう。自由問診法から、生理直後からの腹痛、出血量が多い、増痛、拒按、血塊の存在、暗紅色の経血、粘稠度の高い経血などを疑わせる言葉を見つけたとする。これを小生は瘀血とみる。あとは検証問診で確認に入る。

まずは「痛みの変化を詳しく教えてください。そのほうが良い治療ができますから」と問う。「そのほうが良い治療ができますから」を付け足すことで、詳しくしゃべってもらう動機を与えることになる。この質問は、明らかに作業や動作時に生理痛が軽減するか否かを読み取ろうとしている。動いたときに痛みが楽になるようなら気滞血瘀が考えられ、つづけて「排卵過ぎあたりから生理直前までに体の変化はありますか」と尋ねてみる。乳房脹痛、抑鬱易怒、肩こり、下腹部の脹満感などがあれば、肝気鬱からの気滞血瘀ということになろう。

検証問診は、自由問診と比べ治療者の側に特定の何かを探り出そうという明確な意志がある。ただし、明確な意志があるといえども患者が「……はあります」「……はありません」などといった答え方しかできないような質問は避けるべきである。これこそが問診上達の最大の秘訣と考える。

あとはベッドサイドに移り、脈診、舌診、腹診および診断としてのツボの反応などを調べ、問診で得た証を補強し、確固たる信念で治療に立ち向かえばよい。

問診は四診のうちでも主訴にまつわる情報が入手しやすい。主訴を基軸に弁証論治をする以上、問診を四診の中心に置き、望聞切で補強するという構造が最適かと思う。まずは患者に徹底してしゃべってもらうようにしよう。しゃべればしゃべるほど重要な情報と取るに足らない情報とがボロボロと出てくる。あとはその仕分けと分析が待っている。そのために日頃から本をどう読めばよいか、これも重要である。師匠である雛林東医学院の梁哲周先生がよくこんなことを言ってくださった。「インプットするときはアウトプットを予想しなさい」と。この意味を深く味わい問診に心を砕いてもらえれば自ずと道は開けるものである。さらにそのうえで、「望聞切判定の論拠」として問診を意識し、この三診を鍛えていく。その結果、各自の臨床スタイルができあがる。これを皆は「四診合弁」と呼ぶ。

（『中医臨床』通巻七七号・一九九九年六月）

あとから 上達したいですか

問診が上達したいなら二―八の法則がよい。こちらの言葉が二割、相手の言葉が八割という意味である。ただ八割の言葉に手が追いつく者は稀であろう。カルテ記入に忙しく、言葉を聞き漏らすなら、本末転倒といえよう。

対策として、まず文章を書くという意識を捨てることから始める。単語、記号、図、線、数字の羅列でよい。書くという作業は正確さとスピードの二点に絞り込むのが賢明な対処だ。

その空いた時間は聴くことに専念する。一字一句落とさないくらい専念する。

雑念、思い込み、相手への感情などをいったんは横に置かないと、積極的に聴くことは適わない。とくに中医系は分析好きである。相手の言葉を聞くたびに、病理や証が頭に浮かんでしまう癖をもつ者も多く、早合点し、自分の首を絞めている。

言葉は感情が伴う。それを理解しようとし、言葉と言葉を紡《つむ》ぎながら、その行間で生活の細部までイメージできれば、人は理解できる。我々的にいうなら五臓が織りなす感情の動きを理解するという意味であり、理想的ではなかろうか。

もちろん問診にも様々な場面がある。論理矛盾を解決するための絞り込んだ聞き方、意味がわからないことを確認するための問いかけなどである。急性証なら、その人を理解するより、現状の分析が優先する。

いずれにせよ問診の精密度次第で、情報量とその正確度が格段に違うという現実に日々遭遇する。かなりの修練を要する作業であることだけは確かである。

中医鍼灸の日本化

全国の中医鍼灸研究会の代表が集う

時が経ち日本における中医鍼灸も、中国の模倣からおのおのが臨床経験を集積する時代に突入した。臨床は理論をわが手に修める第一歩であり、その集積に依拠しながら、常に付きまとう現実との乖離を埋め、さらには理論の発展を促してゆくのである。

関西中医鍼灸研究会の藤井正道氏・邵輝氏らは督脈通陽法の効能を力説し、札幌の中医鍼灸研究会の吉川正子女史は中医理論を独自に発展させた陰陽交叉鍼法を提唱する。また牛歩会の神谷節子女史は故宮脇浩志氏が提唱した陰陽六行説を継承し、中医との臨床的融合を目指す。それぞれ立場は異なれど、中医理論を基礎に臨床的発展を目指している。

各研究会が独自の発展を見せ始めたこの時期、幸運にも全国の中医系十四団体の長と同席する機会を得た。この陰には企画者である神奈川地方会・中医特別イベント鍼灸部会のご尽力があった。とくに責任者の高梨氏、事務局の嶋本氏には、この場を借りて感謝の意を表す次第である。

当日のおもなテーマは三点である。

○中医の日本化への模索
○基礎から臨床への問題点
○ネットワーク作りの可能性

とくに中医の日本化は、臨床現場に中医治療を定着させるうえで、避けて通れない問題と認識する。このテーマに沿い論を進めてみたい。

小生、当日の進行役を仰せつかる。初会のプレッシャーゆえに意気込みが空回りした。お世辞にもいい進行役とはいいがたい。それにもまして最大の失策は、日本化の模索に争点が絞り切れず、その結果、日本化が必要か否かに議論が進んだ点にある。もちろん意図したわけではない。進行者としての力量不足ゆえ、話が本質から逸れてしまったのである。

振り返るに、この問題については、まず各研究会がどのような定見をもつかを公にしてもらうべきであった。つまり、各会が考える中医の日本化とは何を指すのかを論じあい、それを共通認識としたうえで日本化の必要性を論議するべきであった。

日本化を論ずる場合、必ずその根底には臨床的立場から発する種々の問題点がつきまとう。これだけの臨床家が集まりながら、臨床的問題点を洗い出す絶好の好機を逃してしまう。この点においては深く慚愧するものである。

二つのキーワード

小生、まだ中医の日本化という問いに即答できるほどの答えを持ち合わせていない。しかし、おぼろげながらその方向性は見えてきた。

随機制宜

随機制宜には因時制宜、因地制宜、因人制宜の三つがある。おもに季節性、地域性、個体差などに応じた治療を適宜するという主旨を要約したものである。本来は治則の原則の一つをあらわす用語であるが、日本化を考えるうえでも重要な訓示となる。この論から導かれる日本化の問題点としては以下のことがあげられる。

一、日本は四季を通じて湿気が多い

① 湿邪侵襲

通年的に湿邪をともなう疾患が非常に多い。痹証を例にとると、中国では風邪侵襲の後、ストレートに風寒、風熱に傾きやすいが、日本では風湿という形であらわれ、その後に寒湿、湿熱に変化しやすい。臨床では中国以上に祛湿の重要性が問われる。とくに初学者に祛湿のツボやその使い方を一般化して提示する必要がある。

② 湿邪による気陰両虚

現実の現象から考えると、湿気が多いと蒸発による放熱能力が落ちる。そのため、一定量の放熱を確保するには大量の発汗が必要になる。大量の発汗は容易に気陰両虚を起こす。夏バテの一部などがこれに相当する。つまり、湿邪が客することで傷陰を増長させ、その結果として舌尖から中央にかけて裂紋を生じることがある。中国では特異的な現象であろうが、日本では日常的にみられる。その点を考慮すれば裂紋プラス胖大などという舌状は何ら驚くにあたらない。

臨床的には湿邪による傷陰現象の多さを感じてはいたが、裂紋との絡みまでは考察できずにいた。これには関西中医研発行の「中医通信」が大いに役立った次第である。

③ 行気祛湿

湿邪は停滞しやすい。関節や絡脈に停滞した湿痹は、祛湿や健脾の効があるツボを主体に配穴するものの、その技法において行気を怠ってはならない。気をめぐらさなければ、湿邪はなかなか取り切れるものではない。そこで治療は行気祛湿を考慮する。私的であるが行気祛湿を意識し出してから豊隆の効きが格段に向上した経験をもつ。中国より微細な鍼を用いる臨床現場の状況、加えて湿が多い気候から、祛湿の際の行気性を強調しておく必要もあるかと認識する。

また中国と比べ按摩にかかる人口が圧倒的に多いのは、その行気性の高さゆえの一面もあると考える。

この点において、按摩を疎かにし、鍼灸より一段低い医療とみるがごとき風潮を断じて許さない。鍼灸のほか按摩、運動法など何を選択してもよいではないか。問題は行気祛湿に適うかどうかである。

二、日本には脾虚傾向の人が多い

① 脾虚痰飲

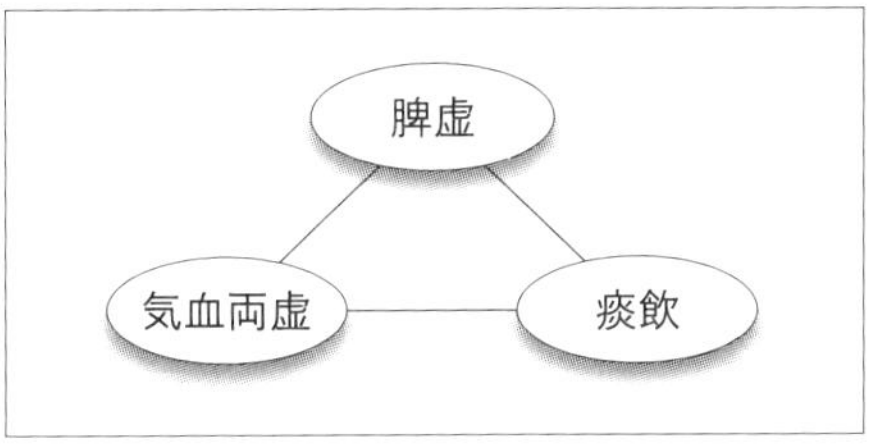

多湿性の土地柄、あるいは水分やなまものを多食する習慣などから脾虚体質の者が断然多い。つまり臨床的には脾虚を基軸に病理が展開する者をよくみる。ひと昔前なら栄養状態も悪く、脾虚から即座に気血両虚という展開をみるだろう。近年は生活スタイルの変化が著しい。食生活の欧米化や夕食時間の夜型化などは容易に痰飲を増長する。さらに交通機関の異常な発達は、気血の充実に不可欠な運動を阻害する。

これらを総合すると、脾虚を出発点に気血両虚、痰飲がトライアングル化し、複雑な病理を呈することが多い。このうちどれを優先するか、あるいは同治するかなどは、治療効果の著しい違いを生む結果になる。

最近の女の子をよく観察すると、手足が長くかつ細いわりに、下腹部だけがぽっこりと出ている。老婆心ながら不妊症にならないよう祈っている。

競争社会というのだろうか。それともたんにゆとりがない社会なのだろうか。常に追いたてられて生活しているような気分になる。元来こういう生活が苦手で自由業を選んだのに……。ますます肝気鬱が強くなる。魂の問題でいえば、自己開放と自己規制の間で揺れ動く。精神失調による肝気鬱である。おまけに運動不足による経絡気滞からの肝気鬱、さらには夜型人間の増加などによる血虚肝気鬱などなど、どうも日本の社会構造や生活習慣は肝気鬱を増長させる節がある。

② 脾虚肝乗

肝と脾の関係はおもに木剋土である肝脾不和が一般的である。しかし、肝脾不和とはまったく逆ルートとして脾虚肝乗がある。簡単にいえば空腹になったり、疲労したりすると肝気鬱があらわれる。

中国の基礎理論書あたりでは、この脾虚肝乗は病理説明としては登場しても、確立した一証候としてあげられることは皆無である。脾虚体質の多い日本の場合、脾虚肝乗が非常に多いと思われる。初学者向きの入門書を作るなら脾虚肝乗を一証として立てるべきである。

ほかに過剰な冷房など幾つかの問題点はあるが、随機制宜から導き出される大きな問題点は以上である。ただし、これは日本の特殊事情を臨床現場に則した形で一般化しようという試みであり、当然のことながら入門者を意識した話である。中級以上の人が随機制宜を考えるなら、季節性、地域性、個体差を考慮した治療をすることは折り込み済みである。中国、日本、韓国、ベトナムどこであっても、その治療はすべて自分の手の内にある。つまり、中医の日本化とは入門者が入りやすいようにどこまで一般化するかという問題であり、自分の臨床のなかでそれをクリアにした中級者以上は日本化も何もない。ただ随機制宜あるのみである。この点が誤解の対象になる。

穴性論

中医鍼灸の特徴は三つに集約される。

個人データを最大限に引き出すための四診。とくに舌診は中医の登場により鍼灸界で一般化した診断法である。

つぎに情報分析のための多彩な弁証法をあげよう。これにより病態に応じた多様な切り口が実現する。

そしてこの穴性の問題である。穴性は中医学的なツボの効能を表現したもので、証および治法と対応する。おもに四字成句で表現される。四字成句的効能表記は、歴代文献中わずかにその形を散在するにすぎず、ずっと以前から効能表記の主流というわけではない。

共産党下の中国では、主として大学教育という新しいシステムの中医教育が始まる。初学者に一定時間の枠で効率よくツボの効能をイメージさせるには簡明なものがよい。その模索のなかから生まれたのが中国人に馴染みやすい四字成句による穴性論である。生まれたという語感が過ぎるならば、ツボの効能を四字成句で簡明にまとめたと言いかえよう。穴性論は先行する薬性論を追従する形をとる。そのため、薬とツボの互換性がさらに高まり、湯液、鍼灸などの治療手段の違いにかかわらず、診断から治療までを首尾一貫した弁証論治というシステムで語ることを可能にした。しかし、鍼灸治療の特徴である圧痛などを目安に行気すれば、そこそこの疾患には対応できるという現実的な側面が地下に潜行することになる。

現在用いられる一般的な効能表記法は穴性論を主体とし、穴性論を補完する意味で主治症を付記するというスタイルであろう。このスタイルが確立されてまだ三十年前後の歴史しかない。そこにはいくつかの問題点が隠されている。

一、用語の不統一

穴性論は歴史が浅いぶん、ツボによっては完成度が低いものもある。しかし、それより何より気になるのは用語が統一されていない点である。たとえば「育陰潜陽」「滋陰潜陽」「補陰潜陽」などは、最初に言い出した人の意図はともかく、現実的にはほぼ同じ意味と捉えられている。「益気健脾」と「補気健脾」も同様であろう。また「温腎利水」と「温陽利水」も同じく腎虚水泛証に対応した穴性であるため、同じ意味と考えて差しつかえない。入門時には余計な混乱を招かないように配慮しなければならない。その観点から用語の統一を可能な限り進めてみてはいかがだろうか。その後に認識の発展があり、育陰、滋陰、補陰の違いが、実質的な方剤や配穴に影響を与えるというなら、再び分化すればよい。

二、段階の違う穴性

①肝兪の穴性……「補肝養血」「清頭明目」

この二つの穴性を見比べ、何か違和感を覚えないだろうか。小生なら視点の違いを強く感じてしまうのである。肝兪は肝の背兪穴である。補せば「補肝養血」の効がある。対応する証は肝血虚である。症状としてはめまい、頭暈、耳鳴り、腰痛、麻木、月経過少などに効を奏す。また肝は目に開竅する。肝血が十分でこそよく見ることができる。同様に頭は肝血の滋養を受ける。肝血の不足は容易に頭暈、頭重などの症状となってあらわれる。すなわち「清頭明目」とは、肝兪を補せば肝血が補われ、その結果として頭目症状が取れるという意味である。対応する証はこれもまた肝血虚である。ただし前者との違いは肝血虚のうち、頭目症状そのものに重点を置いた表現となる点である。このことから二つの意味が読み取れる。

②病理考察

穴性はおもに四文字で効能を表現しようとする試みである以上、どうしても説明不足に陥りやすい。「清頭明目」の効はあくまで肝血虚による頭暈、めまいあるいは視力減退などに効果があるということを簡明に表したものである。字数の少なさゆえ「補肝養血」の部分がカットされている。穴性に従う配穴では、病理をよく思考し、その意味を十分理解したうえでなければ効果が薄い。これを補完した形が

「養肝明目」であろう。つまり前の二字が効能を表し、後二字で主治を表すものである。

③ 穴性中の特効穴

「養肝明目」は中医書でも「補肝養血」「清頭明目」とならび記載頻度の高い穴性である。養肝明目の表記の特徴は、効能＋主治を四字で表したものである。したがって理論上からいえば、肝血虚による症状なら「養肝明目」と同じく、効能＋主治の表記は可能である。たとえば先にもあげた頭暈、耳鳴り、腰痛、麻木、月経過少なら、それぞれ「養肝清頭」「養肝聡耳」「養肝壮腰」「養肝通痹」「養肝調経」となる。しかし現実には肝兪の穴性では「養肝明目」以外に効能＋主治の表記は皆無である。そこで推論であるが、肝兪は肝血虚のうち眼症状に比較的効きやすいのではないかと考える。古来より肝は目に開竅する、といわれることもこれを裏づける。

このように穴性同士をよくよく眺めてみると、いろいろな想像が可能になる。

三、経気の調整と得気

前述したように圧痛点を目安に行気するだけでもかなりの疾患に対応できる。とくに日本の鍼灸院の現状では軽症を多く扱うため、ことさらこの傾向が強い。ここに鍼灸治療の特殊性をみる。

一般に三陰交には「健脾補血」の効があるという。三陰交に有効刺激を与えると、脾経を通じて脾の運化失調の改善を促す。その結果が血虚の改善となってあらわれる。しかし現実の臨床では、ツボ反応は三陰交のみにとどまらない。脾経の公孫、地機、陰陵泉、胃経の足三里、豊隆、あるいは任脈上の中脘、気海、膀胱経の胃兪、脾兪などにも反応があらわれる。さらには経絡の大循環のなせる技とでもいうのであろうか、「健脾補血」の効があると思えないツボに反応がでることもある。

鍼灸治療の特徴の一つは気の偏在を整える点にある。疾病とは体内の環境変化にともなう苦痛や違和感の自覚である。体内環境の変化は、経絡上では気の偏在という形をとり、あるツボでは圧痛を、またあるツボでは喜按や軟弱感を表す。そこで、圧痛を目安に気をめぐらせば、気の偏在が整い、副次的に喜按や軟弱感までも除き、結果としてそこその疾病を治癒するのである。つまり気の偏在を整えるとは、ツボに与えた有効刺激が経気を調節し、調節された経気の力で血や津液および臓腑の変調を整える仕組みにほかならない。これこそが鍼灸治療の特殊性であり、湯液と異なるところである。

湯液治療はある薬物を用いて直接に体内環境の調整をはかる。帰経という概念はあるが、あくまでもどの経絡、臓腑の証候を治しやすいかを示すものにすぎない。そのため現実の湯液治療では経気に働きかけるという意識が希薄である。鍼灸治療では得気を非常に重要なものとみなす。得気の定義に日本と中国の差こそあれ、その重要性においては同じである。

鍼灸治療は経気の調整を第一義とする。それがツボの所属する経絡の違いや背兪穴、募穴、絡穴、郄穴などの特殊性によりさまざまな効能に変化するのである。この変化を法則化したものが穴性論である。けっしてはじめに穴性論があるのではない、経気の調整の向う側に穴性論がある。本のみを頼りに学習するとこんな当たり前の事実が抜け落ちる。

治療経験の浅い時期は、穴性論で割り出したツボのうちから反応のあるものをセレクトし、ただ経気を調整するのみである。具体的には鍼尖に感じた感覚を変化させることに心を砕く。中医系といえども和鍼による治療が一般的な日本では、得気の感覚も中国のそれよりさらに微細な感覚が含まれる。鍼尖に感じた感覚の変化とそのときの患者の感覚をすり合わせなければならない。酸、麻、脹、重だけでは心もとない。

四、遺産の継承

現状において穴性のすべてが出尽くしたとはいいがたい。まだまだ研究の余地が残されている。たとえば日本で発達したツボの使い方は多数ある。これを大いに再活用してはどうだろうか。経絡治療、沢田流など、臨床家の相当数に支持を得た流派のなかにその痕跡をみる。

身近なところでは、たとえば『中医臨床』通巻七七号の土屋憲明氏の論「ツボのイメージ化」にも問題提起されている身柱の小児的用法などがあげられよう。『臨床鍼灸』（第一巻・第五号）の船木道宗氏の論「山陰地方のチリケの灸」では小児疾患の必須のツボとして山陰地方では大いに用いられているとある。その理由も伝文調であるが多湿な風土によるとある。また肺兪（ワキチリケと呼ぶ）と組合せ三穴として用いることも多いとある。これらから推理し、その穴性は子供限定の「散風祛湿」であり、のちに多数の治験例のもと、その効能が広がり「清心安神」「醒神定痙」などにいたったものと考える。

日本独自のツボの使い方を研究し、われわれが使いやすいように整理再編する。これも中医鍼灸をより臨床現場に即したものにするためには必要な作業である。

日本の事情を考え、一般化できるところは行い、入門にたいしての便をはかる。そのうえで、さらに臨床現場に即した治療学を形成する。

中医鍼灸としての臨床集積はまだまだ少ないのが現状である。しかも個人的臨床集積、研究会くらいでの新たな見解はあっても、それを公にし討論する場がない。まだまだ隠れた穴性が眠っているというのにもったいない。

中国の穴性論を叩き台に、日本の過去の遺産を整理し、さらに臨床現場の意見を加味しながら、新たなる展開を模索する。たとえば問題意識の明確な臨床報告が多数あり、それを追試し、その結果をフィードバックするシステムなどを切望する。それには、まず基礎力がありかつオリジナリティーに富んだ個人および研究会の連係が不可欠である。

（『中医臨床』通巻七八号・一九九九年九月）

あとから

当たり前のこと

日本という国名はご存じのように日の出ずる国という意味である。日が出ずるとは、中央から見て東方に位置することを意味する。中央はもちろん中華の国であり、自ら東方の辺境国であると宣言しているようなものなのである。

辺境人の癖だろうか？　過剰に中央を意識する。中央に負けないように、ことさら成果を強調する。良し悪しの問題ではなく、癖である。

この点に関して、中医鍼灸の日本化というタイトルには独自性を強調しようという意図は微塵もない。

異なる地域、異なる人種、異なる文化をもつ者が、日々真摯な臨床を試みるなら、異なる理論運用に導かれるのは当然と考えるからである。

肩肘を張る必要も、声を大にする必要もない。当たり前のことを淡々とやっていれば、疑問やズレが生じ、結果として日本化してしまうものなのである。もっと突き詰めれば自分化してしまうしかないのである。

灸論私見

時代の要請なのだろうか、穴性を論ずる動きがにわかに活気を帯びてきた。穴性論は弁証論治と並ぶ中医鍼灸の柱の一つであり、しかも治療学の最前線に位置づけられる理論である。とくに穴性を拠り処に道具、手法の選択をする臨床家にとって、ことさらこの思いが強い。小生もそういう臨床家のひとりである。穴性の認識の発展が即座に臨床の力に結びつく。

前回、穴性論に対し四つの私見を示した。初学者のための用語統一、効能プラス主治表記の有用性、経気調整の必要性、そして日本流ツボ理論の穴性化の四つである。とくに日本のツボ理論を整理し穴性的表記に再編する作業は、漢方の伝統を踏まえたうえで中医を導入するという立場からはきわめて重要である。この点において中医鍼灸といえども各流派のツボ理論に通じるに損はない。とりわけ近代に起こった経絡治療、沢田流などは、文献の豊富さ、使い手の多さ、時代の近似性などから比較的取り込みが容易だ。なかでも沢田流は直接灸を主体とした流派である。

中医派は灸法より鍼法に重きを置くきらいがある。灸の使い方を検証することで、新たなツボの認識が加わり、ひいては穴性の掘り起こしにつながるのではという期待も抱かせる。

まずは中国での灸論を検証し、それに応じた自分なりの灸法を示してみたい。その後に沢田流から得た教訓を提示する。

中国における灸の効能

中国全土を旅したわけではないので断定はできないが、直接灸を主体とした治療はそれほど多くないように思う。とくに近年の中医学院出身者、いわゆる学院系といわれる人たちにその傾向を強く感じる。したがって灸を用いるにしても灸頭鍼、棒灸、箱灸、隔物灸などの間接灸か、直接灸でも知熱灸が主体となる。

下記は中医書によくみられる灸の効能である。現実的な灸の使い方は各人各様の感があり、教科書レベルにはけっしてあらわれてこないので、一般に直灸（じかきゅう）が少ないという程度に留めるのが望ましい。

一般に灸の効能といっても、そこには多用な手法が存在し、手法の違いが効能の違いとなってあらわれるはずである。そこで小生なりの運用法を提示させていただくことにする。

〔　〕内はツボの穴性であり、それ以外の四文字熟語は灸の効能か治法である。

一、温中散寒

中焦を鼓舞させながら寒邪を除去する。元来脾陽虚の者が寒邪に直中したり、内盛の寒邪を生ずるときの対処法。代表的疾患は下痢、腹冷痛、四肢不温などである。

◆私的運用

用いるツボも〔温中散寒〕の効が高いものを選ぶ。滑肉門、天枢、足三里、中脘、膈兪、脾兪などから圧痛、冷感を指標に選択する。急性期は腹部と背部の前後配穴法を用い、根元を軽くひねった半米粒大の灸を数壮すえる。慢性化したものは足三里に灸頭鍼などを加味すると効果的である。灸頭鍼は中焦を鼓舞させる働きを強めるためである。

要約すると、この場合は〔温中散寒〕のツボに灸の温中散寒の効を掛け合わせている。直灸を用いたのは、熱がダイレクトに伝わり、灸のもつ温中散寒の効を最大限に引き出すからである。わかりにくい言い回しになったので、臨床的順序に書きかえる。治法を温中散寒に定めたときには、穴性〔温中散寒〕のツボのうち、寒邪の反応をよりあらわすツボを探し出し、そのツボに灸法のうちでも温中散寒の効が高い直灸をすえるのである。根元を軽くひねるのは先端部より皮膚表面近くの燃焼スピードを速めるためである。このほうが裏証に効きやすい。

こういう臨床の集積が、たとえば下痢なら天枢に、嘔吐なら滑肉門に反応があらわれ、かつ治効も高いということがわかり、自分流の法則性ができあがる。これを前回述べたごとく効能プラス主治という穴性で表せば、天枢は〔散寒止瀉〕、滑肉門は〔散寒止嘔〕ということになる。しかし、あくまで小生の臨床ワールドに限定されたものである。つまり、小生のところに来た患者、灸という道具、直灸という手法という条件つきでの話である。これに万人の支持が加われば本当の意味での穴性に昇格する。

二、温経通絡

経絡を温め、気血のめぐりを改善することで寒邪や湿邪を除去する。寒湿痹の対処法。代表疾患は神経痛、頭痛、腰痛、肩こりなど疼痛性疾患のかなりの部分が対象となる。

◆私的運用

まず疼痛部位から罹患した経絡を同定する。その経絡上のツボの圧痛や湿り気をツボ反応と解し、数穴選び出す。とくに反応があらわれやすい原穴や合穴はしっかりと見ておくほうがよい。

疼痛部位が表層近くでかつ寒邪が盛んなら棒灸を多用する。棒灸を近づけ、熱くなったら離し、それを何回か繰り返す。汗とともに邪が排出されることが多い。急性期によく用いる手法である。慢性期なら一定の距離を保ち、患者が思わずうたた寝するくらい気持ち良ければかなり効果が得られる。

やや疼痛部位が深く湿邪の勢いが盛んなら直灸を用いる。半米粒大よりやや小さめのものを作る。湿邪はその粘膩性から非常に除去しにくい邪である。とくに絡脈まで侵入したら最後、血の通行を阻み湿瘀阻絡に移行する。ここまで来るとじつに厄介だ。なんとか水際で阻止しなければならない。小生密かに直灸の効能を温熱性だけにとどまらず、高い行気性にあると感じている。温熱と行気の組み合わせは湿邪をさばく有効な手段と考える。

中国より日本で直灸が盛んな理由の一つは湿邪への対抗性にあるといえばいい過ぎだろうか。

三、温経化瘀

経絡奥深くに侵入した寒邪を除去する。血寒証の対処法。代表疾患はリウマチ、瘰癧、癥瘕、心痛、生理痛などである。

◆私的運用

寒邪が深部の経絡、血脈、胞絡まで達すると寒邪の収斂性により瘀血が生じ、そのため強い疼痛、手足の冷感、レイノー様症状、はなはだしければ体内に有形物質を形成する。

温経化瘀の効を引き出すには患部に深めの灸頭鍼がよい。小生の場合、通常使う寸三〇番を寸六二番に持ちかえる。その際、〔通経活絡〕の効が高い、たとえば合谷、太衝、陽陵泉など、あるいは患部と関連する経絡上から圧痛、硬結を目安に一、二穴選び直灸を行う。これは〔通経活絡〕の穴性に上述した直灸の温経通絡の効を加えると、灸頭鍼の温経化瘀の効をサポートし、配穴全体としては〔温経化瘀〕の効を格段と高くする。

四、散寒解表

体表に客する邪を駆逐する。風寒表証の対処法。代表疾患は感冒、蕁麻疹などである。

◆私的見解

直灸を大椎、風門あたりに多壮する。意識はあくまで表を開くことにあるので、浅部に効きやすいゴマ粒大の小灸を用いる。軽い発汗か発赤を目安に治療を終了する。発汗だけにこだわりすぎると刺激過多になり、咽痛のみを残してしまうことがある。おそらく刺激過多により正虚を起こし邪を内攻させるものと思われる。灸の前に大椎、風門あたりを軽くていねいに柔捻しておくとさらに効果的である。

またゴマ粒大の直灸は、風寒表証のみならず風湿表証にも適応できる。

五、回陽固脱

灸には陽気をすみやかに回復させる働きがある。その働きにより気脱、さらに中気下陥、腎気不固などの固摂力低下状態に対応させる。代表疾患は自汗、遺尿、失禁、泄瀉、脱肛、崩漏、流産、子宮脱、帯下、産後出血など。

◆私的運用

回陽固脱には直灸の補法、とくに灰の上に重ねて施灸すると効果的である。ツボは百会、神闕、気海、関元、合谷、大都などに〔回陽固脱〕の効が高い。主訴により数穴選択してゆくが、その際の取穴は軽度の自汗や軟弱感を指標に選択するとよい。ただし、神闕は塩灸あたりが妥当である。塩を軽く炒りこげめがつく程度のものを用いる。上記の疾患のほか、気脱による極度の疲労感もこの治療で効を奏すことが多い。

六、防病保健

いわゆる予防効果を狙ったものである。日頃から特定のツボに施灸することで、ある種の病気に対する抵抗力を増強する。あるいは体力増進、抗老防衰を期待したものもある。前者は個人の体質や疾病に由来したツボが選択され、後者には穴性が多岐にわたるツボが用いられている。代表的なツボには足三里、関元、気海、命門、中脘などがある。しかし穴性が多岐にわたるといっても、その中心に位置するのは〔補気健脾〕か〔補気益腎〕の効である。要は体力増進には中気と腎気を充実させろということらしい。

◆私的運用

この効能は一般治療よりむしろ家庭治療として功を奏す。当院では患者にせんねん灸を持ち帰らせ、自分ですえるよう指導する。とくに足三里は流行性感冒の予防には必須である。使い方によっては補気健脾から昇陽益気、補気固表と応用範囲が広い。転ばぬ先のツエならぬツボといったところか。

ときに主訴が消失したにもかかわらず、気持ちが良いから、再発が怖いから、なんとなく調子が良いからなどを理由に予防的治療を求める者もいる。カルテを調べてみると、その配穴構造のほとんどが証に対応するツボ、脾腎を補するツボ、それプラス軽い行気のツボ（四関穴など）の三段階構造になっている。鍼灸院へ来院する患者の多くは、予防治療とはいえ、なんらかの痛みを訴える。それは、ある証からみると副次的な場合や、あるいは来院のための大義名分のようなときも多々ある。その際には、患部のツボを用いずともよい。行気性の高いツボを加味すれば十分な疼痛対策になる。

以上が中医書でよくみかける灸の効能である。証に対応させると脾陽虚、中気下陥、腎気不固、腎陽亡脱、衛気虚。外感病では傷寒直中、風寒表証。痹証では寒痹、湿痹、寒凝血瘀。皮膚病では風邪や風寒の邪が絡むもの。婦人科では衝任不固、衝任虚寒、衝任寒凝などに治効が高い。

灸はそれ自身がもつ効能を最大限引き出す手法を用いてこそ効くのである。これはほかの道具にもいえることである。鍼、灸、吸玉などそれ自身の効能をよくよく吟味し、適応する手法を用いるのである。どこのツボに用いるか。それもまた、その効能に適うツボ、つまり穴性が灸法などの効能と同様のツボを用いるのである。

穴性とはツボの特異的な効能を指す。しかし、もう少し広義的に捉えることもできるのではないか。広義の穴性は、ツボの特異性に、道具の効能、それを引き出す手法を掛け合わせた結果から生じる生体反応を指す。ゆえに道具、手技の違いが埋もれた穴性を導き出すのである。それが多数の賛同者、理論的整合性、臨床的追試という過程を経て、また狭義的な穴性へと帰納されるのである。

［番外編］灸と湿邪

総じて中国灸法の見解はその温熱性やもぐさ（艾葉）自身がもつ辛温性に着目しているようであるが、その言葉じりにこだわりすぎると補法は陽虚がらみ、瀉法では寒邪しかみえなくなる。もちろん、「二、温経通絡」の効に寒湿痹の対処法とあるように、祛湿の効能もうたっている。ただし、いささか付け足しの感じがしないでもない。われわれの臨床からすると、もう少し祛湿の効能を全面に押し出してもよいのではないだろうか。

灸のもう一つの効能はその高い行気性にある。つまり、灸はよく気をめぐらすことができるのである。とくに直灸は行気性が高い。先にも触れたが高い行気性と温熱刺激の組み合わせは、湿邪をさばく最も有効な手段の一つである。湿邪は陰邪である。それゆえ温熱刺激との親和性が高いのは至極当然のことといえよう。さらに湿邪は粘膩性が高い。その粘膩性に対抗するには、気の推動作用をどこまで高めることができるかが鍵なのである。

沢田流からのプレゼント

沢田流は不世出の天才沢田健氏を祖とする灸の一派である。門下に城一格氏、代田文誌氏の二大名人を輩出する。とくに代田氏は類い希な文才を生かし、『鍼灸治療基礎学』『鍼灸神髄』をはじめ多数の論を残し、後世に多大な影響を与えた。

一、沢田流太極療法

沢田流は『和漢三才図会』『十四経発揮』の経絡研究に始まり、『素問』『霊枢』を基礎とした五臓六腑の調整論にたどりつく。五臓六腑の調整、とりわけ原気の重要性を説いたため太極治療と呼ばれる。理論的にはこの原気と三焦に注目すべき解釈がなされている。『鍼灸治療基礎学』では上焦、中焦、下焦が天地間の精気を取り込み、それぞれ宗気、営気、衛気を化すとある。この三気を後天の気と呼び、先天の気と相まって原気をつくり、すべての生命活動の源になるとある。三焦を一つの臓腑としてではなく、上中下それぞれの位置にある臓腑の別称として捉えている節がある。『素問』霊蘭秘典論の「三焦は決瀆の官、水道に出づ」ではないのである。

また原気を宗気、営気、衛気をも含んだ広域概念と捉えている。原気イコールわれわれのいう元気ではないらしい。ここからがユニークである。その原気を調整する際に手三焦経を重視し、なかでも原穴陽池を最も重要なツボと位置づける。これにより日本の鍼灸界でめったに使われなかった陽池が、一介の素浪人のような扱いから御三家筆頭にのし上がる。

一般に中医書の陽池の穴性は〔調理三焦〕〔和解表裏〕〔清熱生津〕などである。しかし沢田流では、陽池を原気、つまりわれわれのいう元気、宗気、営気、衛気を補うツボと解していることがわかる。小生の臨床的感覚では、このうち衛気を補う効が強いように思う。穴性的には〔益気固表〕である。これが沢田流から得た最初のプレゼントである。

二、沢田流配穴の特徴

沢田流の配穴構造はおおむね三段階に分けられる。あくまで私感である。

①陽池、中脘、足三里、曲池、気海などすべての患者に用いるツボ。

②原穴、兪穴、募穴など五臓六腑の調整に用いるツボ。

③症状に対応させたツボ。

以上の三段階構造である。

①の陽池、中脘、足三里、曲池、気海などは沢田流原気を補うツボと解してよい。

②の原穴、兪穴、募穴は患者の体質に合わせた五臓六腑の調整法であり、これも究極は沢田流原気を充実させることになる。つまり、ここまでの穴数をみれば原気をいかに重要視しているかが一目瞭然で

あろう。

最後は③の症状に対応させたツボであり、ここにも沢田流独特の使い方がある。

以上が沢田流の配穴における三構造である。しかし先に私感と断りを入れたように、沢田流のどの本をみてもこのような説明がなされているわけではない。小生が勝手に読みとったにすぎない。

三、ツボの独特な使い方

小生、『鍼灸治療基礎学』からさまざまなヒントを得た。とくにツボの適応範囲、いわゆる主治については考えさせられることが多い。そこには論理の違いとともに灸治独自の主治があると予想した。

後述する沢田流の主治はわれわれの常識からすると一風変わったものを取り上げた。

〔 〕内は中国での一般的な穴性であり、沢田流と対比するうえで参照になる。穴性割り出しの参考文献としては『十四経穴性発揮』(東医針法研究会編)を用いた。この本は十六冊の中医書(鍼灸専門書)から穴性のみを抜粋したものである。非常に便利でかつ重宝な一品である。

《 》内は沢田流から掘り起こした穴性であり、いずれも直灸を用いたものである。

① 手三里

中国穴性:〔和胃利腸〕〔清熱明目〕〔疏風解表〕

沢田流:癤、庁、癰に効果あり。

解説:手三里の灸は熱くないものは熱くなるまで、熱いものは熱くなくなるまですえる。この手法は、沢田流と並ぶ灸の二大流派である深谷流の施灸の大原則でもある。

中国穴性と瘤、庁、癰の病理機序を考えあわすと《清熱解毒》《消腫散結》が浮かび上がる。脾胃の熱毒、表に熱毒が侵入した者に効果的である。ニキビ、アトピー性皮膚炎に応用してもおもしろい。

② **梁丘**

中国穴性：〔和胃降逆〕〔理気止痛〕〔寧神定痛〕
沢田流：下痢止めの名灸。
解説：日中を問わず急性胃痛に常用される。陽明胃経の郄穴ゆえである。沢田流では少し応用範囲を広げ下痢止めの名灸としている。《和胃止瀉》《理気止瀉》の効ありといって差し支えない。

③ **後谿**

中国穴性：〔清熱解表〕〔清心安神〕〔益気固表〕
沢田流：流行性感冒、肺炎、灸二十壮にて著効とある。
解説：肺炎まで著効とは驚いたが、どうやら独り合点のようだった。但し書きを見ると（流感、肺炎には、身疼腰痛、骨節疼痛などという証があらわれる）とある。つまり太陽表実証の喘と読める。したがって穴性は《散寒解表》《宣肺平喘》となる。灸を用いることで中医書との間で寒熱が逆転しているのがおもしろい。

④ 養老

中国穴性：〔清熱解表〕〔清熱利湿〕〔清熱明目〕
沢田流：癧、庁などに速効あり。
解説：手三里、合谷と合わせ用いる、とあることから《清熱解毒》《消腫散結》の効とみる。それまで養老は急性腰痛の特効穴としての認識、たとえれば腰腿点的使い方しかなかったので、引き出しが一つ増えてうれしくなる。でもこの引き出し、いつになったら開けるチャンスがくるのだろうか。ニキビで使うとおもしろい。

⑤ 小腸兪

中国穴性：〔通調二便〕〔清熱利湿〕
沢田流：関節リウマチに驚くほどの著効とある。
解説：関節リウマチとはこちらのほうこそ驚いてしまう。代田氏は恩師沢田の言として関節リウマチは小腸の熱が原因であるとの見解を示し、急性リウマチにあっては必ず反応があらわれるとしている。小生の見解では関節リウマチの発作期は風寒化熱、湿熱あるいは血熱が多く、徐々に進行し湿熱血虚、湿瘀阻絡などに発展してゆく。よって穴性は《清熱消腫》となる。ただし小腸兪でなければならぬ理由がわからない。清濁分別の官ゆえなのだろうか。それとも心、小腸の表裏に由来するのか。とにかく効くらしい。これを意識して以降、難治性の熱邪がらみの疾患には背兪穴のうち〔清熱〕の効あるツボの反応を必ず診る。たとえばアトピー性皮膚炎の大腸兪などである。

⑥ 秩辺

中国穴性：〔補腎壮腰〕〔清熱利湿〕〔消腫平痔〕
沢田流：直腸炎、裏急後重に鍼し著効、前陰にも後陰にも効くとある。
解説：予想できる証としては膀胱湿熱、大腸湿熱、衝任湿熱などがある。よって沢田流からみても〔清熱利湿〕の効が高いことがわかる。沢田流にしてはめずらしく鍼によって導いた効能であるので付記した。鍼を使っても効能が同じというのがミソである。湿熱腰痛にも十分応用がきく。

⑦ 跗陽

中国穴性：〔通絡止痛〕〔清熱散風〕〔散風化湿〕
沢田流：神経痛の名穴で、膀胱、子宮の熱取りとある。
解説：小生も痹証には重宝させてもらっている。ただし現実の臨床では崑崙から跗陽までの反応点とみたほうがより実践的である。穴性から察すると風熱痹、風湿痹、また直灸をすえると寒湿痹に対応できる。つまりかなりの痹証に適応が可能だ。
ほかの使い方として膀胱、子宮の熱取りがある。証としては膀胱実熱証、衝任熱証が考えられる。したがって穴性は《清熱通淋》《清熱涼血》に置く。臨床的には外界から熱邪が侵入し、下焦の熱にまで達したものに使用する。

⑧　築賓

中国穴性：〔鎮驚安神〕〔調補肝腎〕〔清心化痰〕
沢田流：一切の毒の特効穴。
解説：中医では、築賓の適応範囲は広く、腎はもとより肝、心の病証にも用いられる。これは築賓が陰維脈に属し、陰維脈の流注が肝、心を貫くためと思われる。
これを沢田流では、一切の毒の特効穴と認識する。食毒、薬毒なども含めるとある。あまりに範囲が広いので《解毒》としてのみ記す。現在の中医書にはほとんどない見解であり、わずかに『鍼灸腧穴学』（華夏出版社）にその記載があるのみである。食滞あたりに応用するとおもしろい。

⑨　労宮

中国穴性：〔清心安神〕〔醒神開竅〕
沢田流：なんと極度の疲労に用いるとある。
解説：小生のような石頭では心証以外に用いることは考えられない。これにはまいった。そこでいろいろ追試をした結果、心気虚、心血虚あたりの疲労感に用いるとよい。これもまた中医書では一般にみられない見解である。

このように中国の穴性を基礎に他書を自分に引きつけて読む。この読みの狙いは、道具や手法の違いが新たな穴性の掘り起こしにつながるのではないか、という推論にもとづいたものである。検証するには臨床の場をおいてほかにない。その前提条件として灸の技術が一人前であるのはいうまでもない。

結語

中医書などでは、鍼の手法に比べ灸の手法は細かさに欠け、臨床でも補助的扱いに甘んじている感がある。この影響を大いに受ける日本の中医派も、当然のことながら鍼にウエートを置くきらいがある。否定するつもりは毛頭ない。ただ灸法を検証し、自分の手の内に入れることで、臨床家としての幅を引き出したいだけなのである。そしてなにより灸法、とくに直灸は湿邪を除去する有効な手段なのである。それこそ湿邪がらみの疾患が多い日本の風土でこそ生きるのである。

われわれはもっと灸法を大事にしてもよいのではなかろうか。

（『中医臨床』通巻七九号・一九九九年十二月）

あとから　**片肺飛行**

論者も含めて灸の技術低下が著しい。患者に敬遠される、手間がかかる、あるいはマンション開業だからなど、種々の理由から使用頻度が落ち、技術劣化につながっているのが現状である。とくに中医系は灸頭鍼に直灸を代用させる傾向が強く、他流派より、さらにその傾向が強いとみる。利湿や行気の需要が落ちたわけでない。むしろ内湿や気滞を内在する患者は増えている。ある高名な臨床家の膏肓が瘢痕化していたのを思い出す。弟子に施灸の機会を作るため、自らの体を提供していたらしい。

理論は技術に支えられて発展する。技術の保証なくして臨床理論の確かさは実感できない。われわれは鍼灸師である。片翼だけで飛ぶのはいかがなものだろう。せめて翼の手入れだけは怠ってはならない。直近の課題は、日々の練習と灸頭鍼と直灸の使いどころの違いを言語化することにある。

より効果的な配穴への第一歩

配穴とは、多くは効能の異なるツボの組み合わせであり、組み合わせの妙により相乗効果を期待するものである。一般に二穴の組み合わせを穴対もしくは対穴と呼び、証に対する数穴の組み合わせを処方と呼ぶ。これは湯液の薬対、処方に準じたものと理解する。ただし、湯液のそれと比べるとかなり自由度があり、配穴を考える術者の裁量によるところが大きい。

裁量が大きいといっても、そこには一定の法則が存在する。たとえば、特殊なツボの組み合わせとして兪募配穴、原絡配穴、募合配穴などがあり、それぞれに効能がある。また経絡を意識した眼をもつと、循経配穴、同名配穴、表裏配穴などに区分され、位置的視点からは上下配穴、前後配穴などが存在する。さらに経絡治療のように『難経』を出発点とした五行論的配穴法もある。いずれにせよそこには一定の法則と多様な解釈が混在し、使いやすくもあり、わかりにくくもある。

臨床家は、患者の体に聞きながらも、局面に応じてこれらの配穴を使い分けて、経験が集積されていく過程で、自分の現場に応じたスタイルを作り上げていく。

過去に「俺の配穴は現場で流した汗の結晶である」と豪語し、秘伝と称した猛者がいた。信念はすばらしいが、いかがなものだろう。人の配穴構造などは同じ臨床現場にいなければ聞いてもあまり参考にはならない。しかも認識は常に変化するものであり、一年後に同じ配穴構造をもつとも限らない。自分の経験からいえば、ひらめき、気づき、あるいは人の話に触発され、半年、時には一週間ほどのタイムでコロコロと変わってきた。とても「現場で流した汗の結晶である」といえる代物ではない。ただ、どういう配穴構造をもつとより治療効果が増し、患者に喜んでもらえるかは考えてきたつもりである。

ここに失敗の連続イコール「現場で流した血の結晶」から考えたことを紹介する。

まずは現在の考え、その後にその考えにいたった経過を述べてゆく。

現時点での配穴構造

小生、配穴の理想像を一穴主義と考える。一穴のなかに配穴構造のすべてを網羅してしまうのである。取穴という行為を考えるとき、われわれは二つのことを意識する。証と症状である。これを鍼灸界の大論客であり、経絡治療の生みの親のひとりである竹山晋一郎氏は、名著『漢方医術復興の理論』のなかで本質と現象という言葉をもって表した。経絡治療や中医学にとって証を明らかにすることは、まさにこの本質を掌握しようとする作業にほかならない。自ら解剖学を禁じ手とした伝統医学の軌跡である。ただ、経絡治療派は『難経』に準拠し、中医派は金元以降の伝統医学に重きを置くため、作業手順や導き出す証に違いがあらわれたにすぎない。

一方、特定の本質が必ずしも同じ現象をあらわすとは限らない。脾虚が頭昏を強くあらわしたり、泄瀉を強くあらわしたりする事実を考えれば一目瞭然である。同じ証なら症状に一定の傾向性を示しやすいという程度に留めるべきであろう。脾虚は上記の症状のほか「食欲不振」「四肢倦怠感」「易疲労」「軟便」などをあらわす傾向性があるという程度に留めるのが妥当であろう。つまり、脾虚という状態だけに着目すれば、その症状には一定の傾向性を有するものの、有機体である人間としては、そのうちどの症状が突出してあらわれるかは未知数である。これが配穴時に証と症状を意識せざるをえない理由である。たぶん各自がもつ体質、たとえば経絡の活動能力、気血の充実度あるいは臓腑間バランスなどに外的因子、心理状態が複雑に絡み合い、現象としての症状の違いを生むと考えられる。以前から症状の違いと経絡経穴の関係を法則化できれば、中医鍼灸の次なる展開につながると思っている。ライフワークの一つである。

以上の話から、現実の臨床では同一証にたいし毎度同じ配穴をするわけにもいかない、ということがわかっていただけると思う。証が同じでも、人が変わり、症状が変われば、配穴もまた変わるのである。

この証と症状の未知数の関係を臨床的に補完しようする試みが、このシリーズで再三述べている穴性論における［効能＋主治表記法］と［同一穴性群反応重視取穴法］である。

穴性論における効能＋主治表記法は、穴性の表記法に主治を盛り込み、たとえば肝兪なら「補肝明目」、足三里なら「健脾止瀉」とし、それぞれ肝血虚の眼花、脾虚の泄瀉に対応させようという試みである。これにより証と症状を一穴でにらむことが可能になる。もちろん肝兪、足三里にはほかの効能もある。肝兪の［補肝聡耳］、足三里の［消食和胃］などである。

いずれにせよこの効能＋主治表記法は現状の穴性、歴代の主治、臨床経験、それに他派の認識なども踏まえて構築されるべきものである。

小生の場合、効能＋主治表記法を考える一つの有力な手段として同一穴性群反応重視取穴法を用いた。この同一穴性群反応重視取穴法は小生の造語であり、われながらセンスのないネーミングにはあきれてしまう。映画の翻訳家として名を馳せる戸田奈津子女史に弟子入りし、もう少し修行を積まねばなるまい。以下は略し、反応重視取穴法とする。

反応重視取穴法は、ある証にたいしてあらかじめ複数のツボを頭にインプットしておき、そのなかでより適した反応をあらわすものを取穴する方法をいう。たとえば脾虚の泄瀉なら、健脾の効能があるツボとして中府、上脘、中脘、下脘、気海、章門、梁丘、足三里、陰陵泉、三陰交、解谿、公孫、脾兪、胃兪、三焦兪などをインプットしておき、そのうちからツボの虚証反応と定義する軟弱感、発汗、喜按がより顕著にあらわすものをセレクトするのである。この方法ならば、証が同じでも主訴の違いに応じて反応があらわれるツボも異なってくると予想される。事実そうである。これにより実体にもとづいた治療が可能になる。

つぎにこの方法による治験を集積し、統計的に処理するわけである。これが効能＋主治表記法を確定する有力な材料になる。泄瀉を顕著にあらわすときに、足三里が重度の軟弱感を示す例が多ければ、穴性を［健脾止瀉］と表記する。つまり、反応重視取穴法を足がかりに効能＋主治的穴性を捉えようとしたのである。

穴性の認識を深めるという観点からすれば、反応重視取穴法から得られた情報をもとに、徐々に効能＋主治的穴性を捉える過程が重要であった。そこにたどりつくまでにはさまざまな試行錯誤がある。いくつか提示することで初学者の参考になれば意義あるものとなろう。

反応重視取穴法の集積
↓
穴性論の再構築（効能＋主治）

現在の配穴構造

証と症状の別立て配穴

ごく初期の頃に行った方法である。弁証に応じて配穴を割り出し、そのうえで主要症状に対応するツボを加味する手法である。とりあえず証にたいする配穴と主要症状にたいする配穴を分けて考えてみる。肝気鬱からくる頭痛を例に取ると、まず肝気鬱の配穴として膻中＋内関あるいは期門＋太衝を取り、これに頭痛に効果的な風池などを加味するわけである。脾虚の頭痛なら中脘＋足三里に、これもまた頭痛に有効な風池を加味するわけである。

弁証配穴

弁証配穴は中医書や諸先輩の意見を参考に弁証ごとに二、三パターン用意した。以下は主だった配穴パターンである。簡単な運用原則と配穴のイメージを促進する目的で口訣調の一言を付記した。

肝気鬱　①膻中＋内関、②太衝＋期門

運用原則：①肝気鬱〜やや化火に、②血虚を兼ねる肝気鬱に用いる。

口　訣：「イライラには①、ウツウツには②」

心血虚　①心兪＋神門、②膻中（あるいは中府）＋神門＋足三里

運用原則：①は心血虚〜やや気虚に、②は心血虚〜やや脾気虚に用いる。

口　訣：「息切れ強きは①、倦怠はなはだしきは②」

脾気虚　①中脘＋足三里、②中脘＋陰陵泉

運用原則：①は脾気虚〜気血両虚に、②は脾気虚〜湿盛に用いる。

口　訣：「痩せ型には①、ブヨブヨ型には②」

肺気虚　①中府＋太淵、②肺兪（あるいは膏肓）＋曲池

運用原則：①肺気虚単独に、②肺気虚〜やや衛気虚に用いる。

口　訣：「息切れは①、寝起きのくしゃみは②」

腎陽虚　①関元＋復溜、②気海＋足三里

運用原則：①は腎精不足にまで及ぶものに、②は脾気虚よりの腎陽虚に用いる。

口　訣：「先天より来るは①、後天より来るは②」

「腰大いに曲がれば①、わずかに痛むは②」

対症配穴

一方、主要症状にたいする配穴としては、手始めに鍼灸学校で習ったツボの主治症から拾った。便秘

の沢田流神門などはよくお世話になる。恥ずかしながらカナケン（鍼灸関連のメーカー）のカタログの上端にある口訣らしき言葉なども参考にした。たとえば「麦粒腫商陽一穴刺絡せよ」、「至陰の穴眼疲逆子の効有り」などとあり、かなりの宝物が埋もれている。けっこう役立つ一品である。

現在は『百症賦』などを参考にすることが多い。『百症賦』を訳する作業はかなりの力量を要すが、主治症とツボを拾うだけなら雑作ない。現在の穴性と対比させてもおもしろい。またカナケンから『百症賦』までの時間的経過のなかで、奇穴の多くが症状に対応するツボ、つまり対症配穴として有効であることを学んだ。

弁証配穴（2～3パターン）
＋
対症配穴（主治，口訣より）

配穴構造1

定位と定性

十数年前、何冊かの奇穴の専門書を手に入れた。書名は憶えていないが、発想の肥やしとして大いに役立つことになる。

治療効果の低下

いま振り返ると、この当時の配穴は定位と定性に相当こだわっている。理由は至極明快である。証を導く際、つまり弁証を行う際に定位と定性にこだわっており、その意識が論治や具体的な配穴にまで

弁証配穴（定位と定性） ＋ 対症配穴（主治，口訣，循経，患部）

配穴構造２

弁証配穴（定位と定性） ＋ 対症配穴（奇穴）

配穴構造３

影響していたのである。問診の際に、これこれの症状があるから定位は肝証で、これこれの症状があるから定性は血虚証であるとし、全体としてみれば肝血虚となる、というような思考回路であった。配穴もこの思考回路に呼応し、たとえば肝証には期門、血虚証には三陰交などとした。おおむね定位には兪募穴を、定性には手足のツボを用いた記憶がある。

また時々の症状にたいしては、先の対症配穴がさらに広がり、循経取穴や患部取穴にも手を出した。患部取穴なら肝血虚の眼花には期門＋三陰交にまぶたの上の知熱灸といった感じになり、これで治らなければ、さらに二の手、三の手の対症配穴を繰り出すようになる。たぶん、功（効？）を焦るあまり弁証配穴より対症配穴にかけるウェートが大きくなったのだろう。逆に治療効果を落とすはめになる。

奇穴との出合い

小生、年に一、二回は旅行に行く。研修ではなく気分転換の旅である。確か北京だったと思うが、何となく立ち寄った本屋で奇穴の本を手に入れた。中国では中医書が安価なため、選定する眼がついつい甘くなる。無作為に十冊以上は買う。このときも安さにつられて買った本のなかに奇穴の本が混ざっていたのが真相である。もしこれが神田をぶらついているときなら、もったいなくて買わなかったと思う。

奇穴の多くはある種の疾患にたいし特異的な効がある。そのため弁証配穴としては使い勝手は悪いが、症状配穴としてならかなりの有効性をもつ。それまで奇穴に関しては「綺麗なバラには刺《とげ》がある」、「掟破りの逆サソリ」という感じをもち、導入をためらっていた。背に腹はかえられない。とうとう禁じ手に手を出したのである。この後、奇穴をふんだんに取り入れる。

定位配穴の拡大

奇穴の主治を場所と読みかえる

奇穴を多用するうちに、奇穴がある種の疾患に特異的に効くという実体は、ある特定の部位に効くからではないかと考えるようになった。もちろん全部が全部そうだという暴言を吐くつもりはないが、たとえば小骨空ならば、眼病一切に効くとあるのは、眼という場所（部位）のみに何かしらの影響をを与えるためだと考えるようになった。子宮穴は不妊症、帯下病、生理痛、生理不順に効くというより子宮という場所（部位）に作用する性質をもつツボだと推察したのである。つまり、眼、子宮という場所に特異的に効くということは、小骨空、子宮穴は、それぞれ眼、子宮にたいする定位（部位）のツボという意識が生まれたのである。これにより定位の枠をそれまでの臓腑に限定する立場から一挙に臓腑以外の器官まで拡大することになる。弁証配穴のみで定位を意識していたものが、対症配穴に奇穴

弁証配穴（定位と定性）
＋
対症配穴
‖
奇穴（主治≒場所＝定位）

配穴構造４

①弁証配穴のとき用いる（五臓六腑に限定：正穴を使用）

↓

①弁証配穴のとき用いる（五臓六腑に限定：正穴を使用）

＋

②対症配穴に用いる（器官や他の部位に拡大：奇穴を使用）

↓

①弁証配穴のとき用いる（五臓六腑に限定：正穴を使用）

＋

②対症配穴に用いる（器官や他の部位に拡大：奇穴を使用）

＋

③対症配穴に用いる（器官や他の部位に拡大：正穴を使用）

定位配穴の認識

を使うことで、対症配穴のなかにも定位という考えを持ち込むことになったと言いかえてもよい。

奇穴から正穴へ

そのことが、さらにおもしろい逆転現象を生むことになる。配穴の際に場所（部位）、言いかえれば定位を意識することが、弁証の際に主訴を徹底し探るという意識に発展した。

つまり、問診ではいままで以上に患部の状況把握にウェートを置くようになる。論治の意識改革が弁証に影響した例である。

さらに臨床経験が蓄積されてくると、奇穴のみに定位を求めるのではなく、正穴にも拡大するようになる。もちろん上記の臓腑に限定したものではなく、器官をはじめ、かなり広範囲な場所（部位）を含めた定位である。

話が少し煩雑になったので、定位に対する認識の発展を図式化しておくことにする。

正穴の応用の広がり

この一連の流れでわかるように、定位という意識の拡大が、配穴に応用されると、対症配穴で奇穴を用いる際は、器官をはじめ経筋、経皮（皮部）、関節などが定位となる。ときに奇穴でありながら五臓六腑に定位できるものもある。

また、正穴の主治症などを眺めると、これもまた器官、経筋、経皮（皮部）、関節に定位できるものもある。十分に対症配穴に応用できる。よって正穴には、それまでの使い方と合わせると以下の役割が与えられることになる。

①弁証配穴時の定性配穴
②弁証配穴時の定位配穴
③対症配穴時の定位配穴

正穴の役割

たとえば一つのツボが上の三つの役割を備えもつことも多い。曲池は、定性的には清熱、発表、祛湿、行気、活血、補血などの効があり、弁証配穴時の定位として大腸に効きやすく、対症配穴時の定位として頭、面、眼、皮膚、上肢、肘などの場所（部位）に効きやすい、ということになる。具体的には、打撲の内出血やアトピー性皮膚炎のおりには、皮膚に効きやすい曲池に、これもまた皮膚に効きやすい手法とされる浅刺を施せばよいのではなかろうかという意識になる。さらに浅刺では清熱、祛湿、活血の効が得られるのだろうかという疑問も生まれてくる。

定位から始まったツボの考察が定性ともからみ、技術論ともリンクしてゆくわけである。定位の拡大をきっかけにツボあるいは配穴の認識がかなり深まったように思う。そしてもう一つ重要なことは、これにより配穴の穴数が格段に少なくなったという事実である。

総括

穴性→穴対→処方という流れのなかで、いかに証と症状を統合できるかが配穴学の鍵である。いろんな方法論があろうかとは思うが、まずは弁証配穴と対症配穴を別枠として捉えることから始めてみた。しかしこれには弁証配穴を本治法、対症配穴を標治法として固定化する危険性もはらんでいる。対症配穴に卓越した者からは、弁証否定論が飛びださないとも限らない。これでは中医鍼灸の日本での耐用年数が大幅に縮まることになる。研究会が分散し、国家権力の後押しなど望むべくもない現状では、臨床家の支持が中医鍼灸発展の大きな拠り所となろう。そのためにも中医鍼灸は効くものでなくてはならない。

小生の場合、たまたま奇穴を使ったことが、定位の枠を臟腑から器官、果ては全体に広げるきっかけとなった。こんどは、拡大した定位の概念をもって再度正穴を定位と定性に分けてみる。これが功を奏し、ツボの認識を深めることができた。それでもなお臨床という現実と理論との間ではまだまだ乖離がある。それを埋めるべく反応重視取穴方を用いたしだいである。反応重視取穴法は新たな穴性論への礎の一つになる。

道はまだまだ遠いが暗くはない。各々が創意工夫のなかから自分なりの方法論を見つけだし、配穴を手中に納めることで「効く、治る、おもしろい中医鍼灸」を造ろうではないか。

（『中医臨床』通巻八〇号・二〇〇〇年三月）

匠の国

わが国では匠を重んずる。理屈を並べる前にやってみろと言われる。紙の上では何もわからないと言われる。

巧みは繊細な刺激を常とする。それゆえ道具は、手の中に納まるくらいが馴染む。細い鍼が好まれる下地を生み、微細な刺激ゆえ「ツボが動く」という感覚に転じてゆく。

匠の習得には、師匠の息づかいを感じながら、それこそ寝食を共にするくらいの距離感が好ましい。気づきの距離である。

等価交換が常識となりつつある昨今では、徒弟制度から講習会方式へと急速にシフトする。ならば師匠に巡り会う幸せな人が少ない現状を鑑み、極力言語化を試み、全体のレベルを底上げする必要があるのではなかろうか。さもなければ経済と同様、離れ小島の住人になる。

痹証の認識を深める

われわれのような町の臨床家を尋ねる者の多くは何かしらの痛みをもつ。世間に流布する「痛みに強い鍼灸」という噂がそうさせるのか、はたまた経絡の調節を得意分野とする鍼灸治療の特殊性ゆえに、その手の患者が残るのか。

事実、当院でも六～七割の患者は痛みを訴える。そのうち約四割は臓腑証レベルの痛み、たとえば心痛・胃痛・生理痛などである。残り六割は経絡証レベルの痛みである。痛みをともなうゆえ大きな枠組みからいえば痹証と定義できよう。かなりのケースでは臓腑証と絡みながらも痹証を呈してくる。頭痛・神経痛・膝痛・肩こり・関節周囲炎などの一部がこれに相当する。

それでも友人たちにいわせると、当院での痹証患者が来院する比率は、一般のそれに比べかなり低いそうである。ひそかに金子は痹証を治せないのではと思われているらしい。

それは横に置いても、世間が鍼灸師の実力を痹証というフィルターを通しはかっていることは疑いようのない事実である。

一般に、痹証の治療には「不通則痛」「不営則痛」という二つの大原則がある。「不通則痛」は「通ぜざれば則ち痛む」と訓じ、経絡中の気血津液が停滞した結果、痛みを生じるものである。痛みの性質は多様であるが、比較的強い痛みをあらわす。

「不営則痛」は「営ざれば則ち痛む」と訓じ、気血津液の不足の結果、痛みを生じるものである。痛みは弱く、知覚障害、倦怠感などをともなう。

経絡上だけに話を限定すると「不通則痛」は実証の疼痛であり、「不営則痛」は虚証の疼痛である。そこで、経絡を意識した配穴の際は補瀉を使い分けながら治療する。これが標治法に相当する。

それでは本治法はどう対処すればよいのか。この本治法が、痹証ではかなり複雑である。

経絡は表と裏をつなぐものである。その位置的条件から、表証から展開する痹証、裏証から展開する痹証がある。また裏証には虚実がある。八綱弁証でいう裏虚証が必ずしも虚痛の痹証をあらわすとは限らないのである。

生体のもつ複雑さ、それが表現された疾患こそが痹証なのである。そして痹証は世間からみれば鍼灸師の実力をはかる踏み絵なのである。

「不通則痛」の原因には大きく三つのルートがある。外感・外傷・内傷の三つである。

外感は六淫による経絡不通現象を指す。有り体にいえば外部環境の変化が経絡の流れを悪くしたのである。狭義の痹証と定義してもよい。代表的には風寒湿の邪とその化熱により寒熱が入れかわった風湿熱の邪である。初発から風湿熱をあらわすものもあるが、当院ではきわめて少数派である。急性の炎症をもつ患者が病院と比べ少ないゆえと推測する。

外傷は外圧による気血津液の停滞である。瘀血病理が多い。足首の捻挫を考えてもらえれば容易に理解できよう。ただし、外傷イコール瘀血と早合点しては墓穴を掘る。

内傷は臟腑の変調からくる経絡中の気血津液の停滞である。内湿、内寒、内熱などの裏実証や虚実挾雑証がおもな原因となる。以上がおもに実痛をあらわしやすい痹証である。

一方、「不営則痛」は、絡中の気血両虚が大半を占める。虚痛ゆえ激しく痛むことは稀である。外感(表)、内傷(裏)の双方より展開する。内傷では脾虚、肝血虚、腎虚などから経絡中の気血両虚を起こす者が多い。しかし、瘀血、痰飲なども経絡中の気血両虚を起こすことがある。つまり内傷レベルでは虚実ともに経絡中の気血両虚を起こす原因になりうるということである。つまり八綱を借りれば表実証・裏虚証・裏実証の三つが原因となり、経絡中の気血両虚を起こすのである。

このことは、「不営則痛」による痹証を考えるうえで非常に重要な視点と思われる。また気血の偏重により症状に若干の違いがあらわれる。

まずは各痹証について臨床から感じるところを述べる。

外感型痹証

一、大分類は風寒湿と風湿熱

外感病から展開する痹証はきわめて多い。臨床的には、まず風寒湿型と風湿熱型とに大別する。

大別のポイントは寒熱を取り違えないことである。寒邪の特徴は激痛・固定痛・喜温・畏冷・晴天時減痛・陰天時悪化など。舌苔薄白あるいは胖にして潤、脈は浮緊を呈す。陰天時は一般に雨が降ったジメジメした日を指す。それゆえ湿邪の増悪因子として捉えるが、太陽が隠れ、気温も上がらないため寒邪の増悪因子と定義してもよい。

一方、熱邪の特徴は腫紅痛・熱感・結節・舌紅・脈浮数である。また熱邪は寒邪に比べ病気の進展が速いという実感がある。予測を越えたスピードで悪化する。これは熱邪が経絡中に入ると、血熱に移行し、気血の運行速度を早めるためと思われる。

寒熱の共通項としては屈伸不利、掣痛、拒按があげられよう。以前、掣痛を寒邪の収斂による痛みのみに限定していたが、風邪や血虚あるいは熱邪による傷陰でも容易にあらわれる。つまり掣痛だけをもって邪を特定する因子には成りえず、他の特徴も考慮し判断しなければならない。まずは以上を軸に寒熱を分けてゆく。

ただし、現実の臨床では三邪が混合するとはいえ、そのすべてを治療の対象とする必要はない。まずは最も勢いの強い邪に狙いを定める。勢いのある邪を成敗すれば、他邪も引きずられるように急速にその勢いを弱めてゆく。

風寒湿痹を例にとろう。風寒湿痹は一般にその症候的特徴から突出する邪を推定する。一邪が突出していれば風痹（行痹）・寒痹（痛痹）・湿痹（着痹）とし、二邪の特徴を有するなら風寒痹・寒湿痹・風湿痹とする。もちろん三邪の特徴をすべて有するなら風寒湿痹とするのはいうまでもない。この時点では病位が浅く、邪は表証レベルにあるといえる。治療の基本は解表である。

解表といえども発汗に必要以上こだわってはならない。発汗を介さず治癒するケースも少なくない。

逆に大量の発汗は湿邪を定着させる結果を生む。理由はまだ整理できないが、『金匱要略』痙湿暍病脈証治に「大いに汗出づる者は、但だ風気のみ去り、湿気在り、是の故に癒へざるなり」とある。古典を追試した結果として得た事実である。ここまでの重要点を整理すると以下のようになる。

①外感型痹証は症候的特徴から風寒湿型と風熱湿型に分ける。
②外感型痹証の治療は突出した邪の駆逐を第一とする。
③湿痹は発汗量に注意する。

二、先に虚あり

この虚はいわずと知れた衛気虚を指す。衛気と外気（六気）は日常的闘争を繰り返す。通常は衛気が勝るため病気という認識にいたらない。ひとたび衛気が弱まるか、強すぎる外気に曝されると非日常的な闘争に発展する。中医学ではこれを邪正闘争と呼ぶ。外気には外邪（六淫）という新しい衣を着てもらう。

先の表証と呼んだ痹証は、この外邪と衛気の邪正闘争の最中にある。つまり外邪が表に客する段階を指す。もう少し拡大しても外邪が表を傷《やぶ》り経絡に侵入した直後あたりまでだろう。

問題は次だ。衛気虚の背後にある正虚である。外邪は邪正闘争に勝利すると、つぎの獲物を物色する。臓腑に虚があればそこを攻め、内実があればそれと結託する。

衛気虚～肺虚を想定してみよう。この一連の流れでは、容易に悪寒・発熱・頭痛などの表証から咳嗽、多痰、胸痛などの肺証に移行するものと思われる。また湿困脾胃などで内湿に勢いがあると内湿と外邪は結託する。たとえば風寒の邪が表を傷り侵入した後に内湿と結託すると、寒湿困脾や風寒湿痹に変化する。

内外の邪実同士の結託は容易に理解できようが、正虚と痹証の関係はどう解釈できるのであろうか。小生、現状では下記のように推理する。

この推理は二段階に分けている。第一の段階は表から経絡へと邪を呼び込むタイプ。早い話が痹証になりやすいタイプである。このタイプは、腎精が不足がちで、督脈に昇るべき陽気が不足する人に多い。また同様に腎精不足で、腎と膀胱の表裏関係により足太陽膀胱経の陽気が不足する人に多い。督脈は一身の陽気を主り、足太陽膀胱経は邪の進入経路の一つである。これにより邪は表から経への侵入が容易になる。つまり腎虚~督脈および足太陽膀胱経の陽気不足は外邪を痹証に発展させやすい資質の一つと推察する。とくに風寒の邪との親和性が高い。

蛇足だが、感冒になりやすい人と紙一重の違いしかないことに気づかれた方もおられよう。感冒は肺虚~督脈および足太陽あたりの衛気虚の人に多く、痹証は腎虚~督脈および足太陽経の経虚の人に多い。つくづく神の造られし体は微妙でかつ繊細だと思わずにはいられない。

第二の段階は、いまだ表層の経絡にいる邪を経絡の奥深くまで引き込むタイプ。言いかえれば、痹証を進行、あるいは長期化させやすいタイプである。素より経絡に気血両虚をもつ者に多い。背後に肝血虚や脾虚がある。もちろん腎虚や心虚の人がいないなどという暴言を吐くつもりなどないが、臨床上は脾虚と肝血虚が多いのである。経絡中の気血両虚があると、いったん経絡に入った邪はさらに虚に乗じて経絡奥深くまで侵入する。このおりは外邪の種類は問わない。逆にいえば経絡中の気血が充実していれば邪といえども容易に深部まで侵攻できないものである。ここまでを整理しよう。
①外邪が表から裏に入ると、虚を犯し内実と結託する。
②痹証になりやすい人は腎虚~督脈および足太陽の虚をもつ人に多い。
③痹証を進行させやすい人は経絡中の気血両虚をもつ人に多い。背後に脾虚、肝血虚がある。

よって痹証を起こさないためには補腎・壮督・壮足太陽が重要になり、重症にまでいたらせないためには補肝・健脾により経絡を充実させておかなければならない。

痹証における外邪の進入経路は、客表~傷表~表層経絡~深層経絡~臓腑という過程を経る。しかし、その素因は生体側にもあるといえるのではなかろうか。

三、外邪の侵入の五段階

小生の臨床では外感型痹証が進行し、最終的に臓腑証まで辿り着く過程を五つの段階に分けている。

① 第一段階（邪の客表）

外邪が表に客する段階である。一般にいう悪寒・発熱など表証の症状が主訴となる。しかし随伴症状として身体痛、とくに頭痛や肩こり、関節痛を帯びてくる。寒邪の収斂によるものはかなりの痛みをあらわす。熱邪あるいは表に集まった衛気が自発的熱状態を帯びてくるものは重怠さを特徴とする。治療の主体は解表にある。この段階はまだ表証に付随した痹証である。グリコのおまけみたいな痹証である。

② 第二段階（邪の傷表）

外邪が表を傷り経絡に侵入する。本来ここからを痹証と定義する。先に述べたように腎虚〜督脈および足太陽膀胱経の気虚をもつ者が痹証になりやすい。ただし、いまだ表証が残存することがある。病位は表層部の経絡にある。邪の勢いが強く、元来督脈や足太陽膀胱経の経気が虚しぎみとはいえ、まだまだ充実している段階である。

まずは風寒湿型と風湿熱型に大別する。双方とも、そのうちのどの邪が突出するかを見極める。臨床上多いのは風寒、風寒湿、つぎに風湿である。

祛邪通経を主体に治療する。祛邪を解表に頼るならば発汗に細心の注意を払う。元来気虚ぎみの人が過度に発汗すると、自汗が止まらなくなる可能性がある。衛気虚はもとより、経絡の気血両虚、さらには全身の気虚に発展しやすい。そうなれば容易に邪を内攻させることになる。とくに痹証は、経絡中に気血両虚を起こせば、後々の治療が面倒になる。

③ 第三段階（邪による経絡阻害）

経絡に侵入した邪が原因で、気血津液の疏通が阻害する。邪の特性と気血津液の停滞、つまり気滞・血瘀・湿阻の特性とをあわせもつ。とはいえ気血津液のいずれがより阻害されたかで疼痛表現が異なる。代表的なものには寒凝気滞、寒凝血瘀がある。外邪のうちでも寒邪が気血津液を停滞させやすいと思われる。強い収斂性ゆえであろう。また外湿と内湿（津液停滞）が結託した湿痹もことのほか多い。非常に難治である。それぞれの邪を駆逐しながら理気・活血・利湿を適選する。

④ 第四段階（邪正ともに虚す）

後で詳しく述べるが、経絡に侵入した邪の勢いが弱まってくる段階である。邪が弱まるだけなら痹証は消失してしまうわけであるから万々歳。が、さにあらず、気血津液も同様に虚してくる。そのため、「不営則痛」により虚性の痹証があらわれる。ただし、津液不足は皮膚病にはなっても痹証は起こしにくい。現実には気血の不足による痹証である。

この段階は外感病の発展の一過程であるが、臓腑証から展開する場合もある。たとえば脾虚・腎虚・肝血虚などに代表される臓腑の虚証から発展するケースが多い。また中焦に痰飲・瘀血などがあり、そのため経絡中に気血両虚を発生させるケースもある。

気虚、血虚のいずれが主体かを見極め治療を組み立てる。しかし気血両虚の原因となる臓腑証があるときはそちらの治療を優先させる。

⑤ 第五段階（痹証から臓腑証）

最後の段階である。中医書にはよく心血瘀阻と肝腎陰虚の記載がある。これはあくまで代表的なものと考えるべきである。下肢疼痛から脾腎両虚に発展する者、上肢挙上不能から肺気虚に発展する者など、さまざまな患者を見てきた。痹証を治しきれなければ、上記の二証を含めあらゆる臓腑証に発展する可能性を秘めている。

初学者は臨床に入るべき心得の一つとして、「痹証は臓腑証に発展する」ということを是が非でも知ってもらいたい。そうすれば、さらなる研鑽の励みになるであろう。

外傷型痹証

これは文字通り外傷を直接的原因とする痹証である。おおむね三つのパターンに分類される。

一、経絡損傷

一般に外から強い衝撃が加わり経絡の一部が破損してしまうタイプである。おおむね瘀血を呈す。経絡損傷部から血が漏れ出ると離経の血となり、化熱することもある。当然、腫脹・発赤・拍動痛などがあらわれる。治療の主体は活血化瘀である。

二、経絡阻通

外傷が軽度なときに起こりやすい。また衝撃が強くても、うまくその衝撃を逃がすことができたとき、衝撃に耐えうる壮健な筋肉の持ち主であったときにも起こる。経絡の損傷にまでにはいたらず、気血津液の疏通を阻害する程度に留まる。ときに「一、経絡損傷」が治癒する過程で経絡阻通型に移行するものもある。阻害する程度と書いたが、じつはこちらのほうが治すのに厄介である。

おもな病理は気血津液の停滞である。気滞痛・瘀血痛あるいは津液の停滞による湿邪性の痛みをあらわす。初期の段階ではそれぞれ理気、活血、行湿により経絡を疏通させればよい。長期化すると事は重大である。ムチウチ症で経絡損傷が治りかけたときによくみられる。

治療に苦労する最大の理由は、経絡阻通型が容易に加熱しやすい点である。まず経絡阻通型は「停すれば則ち化熱す」の原則により熱を帯びやすい。「一、経絡損傷型」は化熱するといっても離経の血であるため部分的な熱を帯びるに留まる。それにたいし、この阻通型は化熱すると容易に血熱に移行する。ときに気血津液の停滞による痛みをもちつつ血熱の特徴をあわせもつ。表面部は停滞するも、少し経絡中に入れば気血が必要以上にめぐっている感じになる。

症状は患部の腫脹・灼痛・拍動痛のほか、かなり離れた場所にまで拍動痛をあらわれたり、自覚的な熱感・口渇を呈す。はなはだしければ心悸をあらわした例もある。

臨床的には化熱しているため、患部に冷湿布でも張りたくなるところである。しかしちょっと待ってもらいたい。血熱の原因となる病理は経絡の阻通型である。冷湿布は血熱に有効だろうが、原因となる病理、つまり気血津液の停滞には無効である。それどころかますます停滞現象を増悪させることにもなる。よって血熱に対しても原因除去とは程遠く、一時の気休めにしかならない。停滞現象に対処しつつ曲池・太衝・血海・地機などを多用するとよい。

三、外邪侵入＋臓腑証

この外邪侵入型＋臓腑証型は、じつは「二、経絡阻通型」のうえで成り立っている。これもムチウチの後遺症などでよくみられる。

まず当たり前だが、経絡阻通型痹証の実体は、気血津液のいずれかの停滞である。必然的に気血津液は機能低下を起こしている。ここに外邪が遠方より来て留まるか、直接的に侵入するのである。必然的に外邪の特徴も帯びてくる。

気血津液の停滞が外邪を呼び込んでいる。先の外邪侵入の第三段階とは、ちょうど因果が逆転した形である。臨床的には寒邪と湿邪を呼び込みやすい。

この手の痹証はなぜか七日目、一カ月目、一年目、三年目、七年目あたりに悪化するケースが多く、当院の研修生のひとりが「御法事の法則」というありがたい名前をつけてくれた。

また気血津液の停滞は臓腑証を兼ねていることがある。おおむね肝気鬱を兼ねる。とくに気滞痛は容易に肝気鬱症状を引き起こす。肝気鬱から気滞を起こすのではない。患部の気滞～肩背部の気滞～イライラ感、抑鬱感～精神的ストレスで悪化といった経過をたどる。明らかに部分的気滞が肝気鬱を起こしてくる。しかし、長期化すればどちらが原因でどちらが結果か読めなくなるくらい悪循環を繰り返す。頸部の気滞痛に多い。

これは非常に特殊な例であろうが、部分瘀血から心血瘀阻に発展したケースがあった。膝の瘀血型の痹証できた患者が、半年後に心血瘀阻をあらわしたことがある。その過程では徐々に皮膚甲錯を起こし、口唇が赤黒く変化していった。心血瘀阻にたどり着く痹証は、関節リウマチしかないと思っていたがそうでもないようである。

ともかく痹証は臓腑証に移行、もしくは併用することもある。そのことだけは肝に銘じ、注意深く観察してほしい。

ブレークタイム

ここでお気づきの方もあろうかと思うが、先の外邪侵入の五段階論はあくまで理解を容易にするためにモデル化したものである。しいていえば五行の相生相剋の関係に似ているところがある。たとえば肝脾不和と脾虚肝乗のごとく因果関係が逆転するものが、経絡停滞⇕外邪の関係である。経絡の気滞は外邪を呼び込み、外邪は経絡の停滞を引き起こすのである。また臓腑証⇓気血両虚型の痹証に展開することがある。これなど先の段階論でいえば五段階⇓四段階に移行したものである。また合併型もある。四段階＋二段階、つまり気血両虚型の痹証の人が外邪の侵入を受ける場合である。

痹証の難しさの一つはこの多様な変化にある。表証と臓腑証のどちらからも起こり、それに合併証などが加わり、複雑に絡み合いながら展開する。

臨床家としてはあらゆる局面を想定しながらも、現状における痹証の状態を的確に掌握しなければならない。

内傷型痹証・実証

これは臓腑証から展開する痹証のうち実証を呈するものである。つまり経絡中では「不通則痛」があらわれている。すべての臓腑証から展開する痹証を記載するスペースを持ち合わせていないので、そのうち代表的なものだけを述べる。

一、脾虚からの展開

以前にも紹介した見解であるが、日本人には断然脾虚が多い。これに関してフーズ＆ヘルス研究所代表の幕内秀夫氏は「フードは風土」という一言をもって表現されている。名言である。食事の本来あるべき姿とは、その地域の風土に見合うものが歴史の過程で取捨選択され、またその食事がその地域に生きる人の体質を形成する要因の一つになるという意味と理解する。とくに戦後、アメリカ指導型の経済の枠組みから、米国産の余剰小麦を大量に買い付けるべく、欧米的食生活を一般化させたという指摘もある。

元来、多湿な地域性やどこにも負けないおいしい水をもつこの国では脾胃を傷りやすい環境が整っている。そのため、少しでも脾胃に負担をかけない食生活に努めてきたという歴史をもつ。穀物主体の食事、油を使わない食事、動物性蛋白質の制限などに代表される食生活がそれに相当する。最近よく日本人は元来脾虚であるという意見を耳にする。これは小生が本連載中に舌足らずであったことも原因の一端を担ったように思う。謝罪の意味も込めて是非に訂正しておかなければならない。

「日本人は元来脾虚ではない」のである。せいぜい環境的因子から脾気虚になりやすい傾向をもつ、あるいは脾虚ぎみであるに留めなければならない。「ぎみ」という文字が抜けたことの意味は大きい。脾虚が顕著にあらわれだしたのは戦後の食生活の急変によるところが大である。つまり、早急な食生活の欧米化が、脾胃の活動を損ねて脾虚の増大につながったのである。

一度手に入れた高蛋白、高脂肪、おまけに早くてうまい食事を手放すのは容易でない。完全にライフスタイルの一部になっている。かくいう小生とて昼は無添加の弁当を食するも、待ち合わせにはマクドナルドというのが真相である。これでは脾虚〜湿邪〜痰飲という道を歩むしかない。間髪入れずにお茶かシジミ汁でも飲めばよいのだろうが、そんなものはマクドナルドにはない。

さらに昨今では歌を忘れたカナリアのごとく文明の利器と引きかえに体を動かす喜びすら放棄した。そのことも重なり脾虚〜気血両虚もいっそうと進んできているように思う。ちなみに体を動かす喜びを放棄したことは肝気鬱増大にもつながっている。

これが以前にも書いた脾虚を起点とした気血両虚、痰飲のトライアングル化現象である。これで体質重視の日本漢方にあって当帰芍薬散があらゆる場面で対応する事実にも合点がゆく。

脾虚〜経絡中の気血両虚は容易に外邪を経中深くまで引き込むはめになる。そこには湿邪が口を開けて待ちかまえ、外邪と結託し難治性の痹証に発展する。また中焦に痰飲があれば、容易に気血の生成をさまたげる。おまけにその背後には脾虚がある。先の五段階論を借りれば、四段階めの気血両虚型痹証に展開する。脾虚を軸にしたトライアングル化は、内湿が強ければ湿痹に、中焦に痰飲があれば気血両虚型痹証に展開しやすいのである。

内湿を基調にした湿痹の治療には健脾利湿に重点を置く。急性期、発作期では利水通経にウェートを傾ける。小生なら、たとえば三陰交・水分・合谷・太衝から圧痛・硬結・軽度の発汗を指標に適選し瀉法を施す。慢性化した者には、健脾営経（養経）を加味し、中脘・足三里・陰陵泉の補法などを加えてゆく。

痰飲による気血両虚型痹証は化痰を重視する。豊隆・中脘・内関が効果的である。頃合いをみながら健脾営養を加えてゆく。

まとめると以下のごとくである。

①脾虚は戦後より顕著に増加する。

②脾虚を起点に気血両虚、湿痰のトライアングル化が進行中。

③外邪と内湿が結託した痹証は治りにくい。

④湿痹がらみには初期は利水、慢性は健脾利水。

⑤気血両虚型痹証は、化痰を軸に頃合いをみながら健脾する。

二、肝病理からの展開

イライラ・抑うつ・過剰な緊張などは容易に肝の疏泄失調を起こす。肝の疏泄失調はただちに経絡の気滞を引き起こす。一般に肝胆経に気滞痛をあらわすが、手足陽明経・手足膀胱経に気滞する者も少なくない。肝の疏泄は全経絡の交通渋滞の調整役を担うことから、気滞を起こす対象はすべての経絡と考えるのが妥当である。とはいえ臨床的には陽経が圧倒的に多い。たぶん、陽経のほうが気の総量が多く、わずかなきっかけで交通渋滞を起こすものと思う。これが一過性で起こるなら生理的範疇に属する肝の疏泄失調に留まる。精神の安定を取り戻すと気滞症状はすぐさま消失する。嵐が去った後の静けさに似る。

しかしなかにはなかなか去らない嵐もある。職場や家庭での人間関係などは自分ひとりの力では如何ともしがたい。そのうち妙な苛立ちや過度な圧迫感に襲われるようになる。これが生理的範囲を超えた肝気鬱の一つである。イライラ感は日常化し、思考の硬直化が起こる。柔軟な思考ができないため、外界に対する適応能力も低下する。そのため些細なことにすら圧迫感をおぼえる。隣家に回覧板を回すことすらイヤでしょうがない。また圧迫感が高ずれば回避現象として猜疑心が強くなる。苦しくなる前に自分の心を安定させるべく、心の対象を他者に向けるわけである。自分自身が納得する回答を見つけるまでは延々と繰り返す。

症状は上記の精神失調のほか、胸脇苦満・太息・眉間の縦皺などがあげられよう。また疏泄失調が胃に影響すれば噯気・胃脘痛、脾なら腹痛・泄瀉、子宮なら月経前症候群・月経不順、膀胱なら頻尿と数え上げればきりがない。

痹証では気滞痛をあらわす。臨床では頸背部にあらわれるケースが多く、精神的ストレスと連動する。かなり慢性化した肝気鬱では精神的ストレスが日常化し、ストレスで痛みが悪化するという意識すら希薄になる。ただし、傍目には情緒の不安定さは読み取れるので注意深く観察する。この時点は疏肝通経の治療を施す。心地よさを与える創意工夫が望まれる。心地よい熱さの灸頭鍼、思わず「そこ、そこが気持ちいい」と声を発してしまうマッサージ、しゃべりたいことを自由にしゃべってもらう積極的傾聴法など、とにかく武器は多いに越したことはない。

つぎに肝気鬱痹証の発展型を考えてみよう。臨床では気滞血瘀、気滞湿阻、気滞寒凝の三つをよく見る。

気滞血瘀は気の停滞により推動能力が減少し、血の停滞を引き起こしたものである。気滞血瘀といえども気滞より血瘀のほうが激しい痛みをあらわす。そのため、患者の訴えとしては痛みの表現が瘀血的特徴をもち、そのほかは肝気鬱症状となる。疏肝理気に活血化瘀を意識した配穴を加味する。たとえば三陰交・膈兪・太衝などがよい。太衝は響きをゆっくり昇らせ患部に至らせる。この太衝は疏肝理気ではなく、理気活血である。なぜかわからないが左太衝に圧痛があらわれやすい。

気の停滞は津液の停滞も引き起こす。気滞湿阻である。関節痛に多い。重く張りもあるので、患者は痛みの表現に苦労する。わずかな浮腫に腫れぼったい感覚をともない、情緒変動に左右されれば、有力な判定材料の一つとなろう。肝気鬱の配穴に患部か循経取穴の灸を加味する。灸頭鍼で代用も可能である。

もう少し複雑な気滞湿阻もある。肝脾気滞から湿困脾胃を生じ、内湿と気滞が結託するケースである。先の症状に胃脘痛・噯気・背部の沈重感などが加わってくる。水分・三陰交あたりに灸するとよい。また肝脾不和から脾虚湿生を生じ、気滞湿阻を呈するときもある。おおむね、調子の良いときは気滞痛、悪化すれば湿邪性の疼痛、さらに悪化すれば湿熱痺という傾向をもつ。日頃から疏肝健脾に心がける。陽明経のツボを多用する。

三つめは気滞寒凝である。気滞により四肢末端に陽気がめぐらず内寒を生じたものである。小生の患者で、あまりに顕著な肝気鬱~肝火上炎の人がいる。胸部から上に強いほてり感を自覚するため、下肢の冷感があるにかかわらず、体を思いっきり冷やすのである。真冬でも「クーラーをかけてほしい」と頼んでくる。面白いことに機関銃のようにしゃべり出すとのぼせが引き、足も少し温かくなる。

疏肝理気の配穴に合谷・太衝の灸あるいは灸頭鍼を加味して陽気疏通を積極的にはかる。肝火上炎が強ければ気滞寒凝といえども清熱を加味する。

肝気鬱は思考の病気である。ある出来事が自分の納得のできる形で処理できれば悪化することはない。

不満を抱きながら、自分自身をごまかしながら事を処理すればたちまち悪化の一途をたどる。相手に不満をもつが自分にも不満がある。とかく肝気鬱は心と頭、感情と思考が相反しやすい。しかし現実の社会生活のなかで常に心と頭が良い関係を保つなどということは至難の業である。ならばその時々の感情を素直に表現する術を身につけることが肝要になる。

笑い話になるが、患者に紙と鉛筆を常備させ、読み返さずその場で捨てるという約束のもと、その時々の感情を綴ってもらい頸椎症の諸症状を治した経験がある。

①肝気鬱型の痹証は気滞痹証のほか、気滞血瘀・気滞湿阻・気滞寒凝の三つがある。
②気滞血瘀型の疼痛表現は瘀血の特徴を有す。
③気滞湿阻は木剋土の病理から展開するものもある。
④気滞寒凝は推動力低下により内寒を生じたものである。
⑤肝気鬱型痹証は心を解くことも重要である。

内傷型痹証・虚証

一、気血両虚型の痹証

気血両虚型は外邪から進行するものと臓腑証から展開するものがある。

繰り返しの感があるが、外邪性の痹証は邪正闘争を出発点とする。外邪と衛気の闘争は症状が比較的激しく、さながら関ヶ原の合戦を思い起こす。いずれの側にも勢いがある。しかし、ちょっとしたきっかけがあれば容易に拮抗関係が崩れてしまう。外邪側の視点からみれば、さらなる外邪の加勢、あるいは正気側の戦力ダウンで拮抗関係が崩れる。具体的には長雨が続く梅雨期、三寒四温の春、寒痹の最中にクーラーで冷えるなどである。いずれも外邪に勢いをつけさせる因子になる。睡眠不足・過労・心労は正気の戦力ダウンに結びつく。もしかしたら腕の悪い鍼灸師にかかるなども同義といえるかもしれない。

よくあることであるが、そうこうしているうちに患者は一時的な安定状態を示す。治療が功を奏することもあるが、そうではないこともある。疼痛は激減し、軽度の違和感・倦怠感などをあらわしてくる。邪は勢いを失うものの、邪との戦いに疲れ果てた正気もまた戦闘能力を著しく低下させてくる。この状態が気血両虚による痹証である。邪の勢いのみ強ければ痹証は一気に進行する。あくまで気血両虚は気血、邪実の双方の勢いが低下している場合の話である。

ときおり痛みが減ったことで、患者から感謝されることがある。事実は痹証の質の変化にある。心の中ではじつに申し訳ないと思う。ここまでが外感から気血両虚型の痹証に進行した話である。

つぎに臓腑証から経絡の気血両虚を呈する場合である。外邪の侵入はまったく関係ない。臓腑の虚証から経絡中の気血両虚に展開するものが多いが、内実証から展開するものもある。

臨床上は脾虚・肝血虚・腎虚・心血虚が多いように思うが、すべての虚証から気血両虚に展開する可能性は否定できない。紙面の関係上、一つひとつの病理説明は割愛する。

また臓腑の実証から展開するものとして痰飲と瘀血がある。痰飲や瘀血により気血の生成能力が落ちるため気血両虚型の痹証に進展したものである。瘀血・痰飲ともに中焦にある場合は、とくにこの気血両虚型痹証になる傾向が強い。補気補血より化痰・化瘀を優先させなければならない。痰飲、瘀血が上焦や下焦にあるものは気血津液の停滞型の痹証をあらわしやすい。これは非常に個人的見解が強いので臨床現場で再確認してほしい。

気血両虚型痹証の最大の特徴は、軽度の疼痛・知覚減退・疲労悪化・夕方から悪化・喜按などである。血虚が主体なら知覚減退・痙攣・皮膚枯燥などが、気虚が主体なら軽度の疼痛や違和感、倦怠感をともない、疲労悪化が顕著になる。

①気血両虚型痹証は表裏双方よりくる。
②気血のいずれがより虚すかで症状が少し異なる。
③気血両虚型痹証は臓腑の虚実のどちらからも展開する。

痹証の治療

一、経絡反応

奇経を除く経絡は臓腑と属絡関係にある。属絡関係にあるということは、少なくとも臓腑と同じくらい深い位置にも経絡が存在するということをあらわしている。深層の経絡のおもな働きは臓腑間で生成された気血津液を受け取り、それを各臓腑や器官に分配することである。生理があるところには病理が存在する。よって深層部の経絡に痹証が存在すると推理する。ただ、臨床上は臓腑証として処理するケースが多いように思う。

一方、われわれが臨床時に意識する経絡は望診や切経あるいは取穴の際の経絡である。視覚や触覚で捉えられる表層部の経絡であり、深層経絡の延長線上にある経絡である。表層部の経絡の役割は皮膚、筋肉などに気血津液を与え、その働きを維持することにある。

中医理論によればこの浅層の経絡に臓腑の変調をはじめとした体内深部の病理が投影することになっている。当然、臓腑~深層経絡~表層経絡という順をたどる。そのため、仮に深層経絡に痹証があっても表層経絡に反応があらわれると考えるのが妥当である。

その際、表層の経絡上の反応はじつにさまざまであり、凝り・圧痛・快痛・軟弱感・冷感・熱感・自汗・乾燥あるいは色の変化や隆起などとしてあらわれる。つまり臓、経を問わず体内の変調は、すべて表層経絡の反応としてあらわれるということである。これはわれわれ鍼灸家にとって非常に重要な意味をもつ。

二、圧痛点のどこが悪い

じつはこのさまざまな反応をどう解釈するかで治療形態が少なからず異なってくる。先の表層経絡の異常反応を臓腑および深部経絡の病変のあらわれたものと考えるならば、弁証確定の際の有力な材料になる。つまり経絡反応を診断材料として捉えているわけである。この立場なら治療点は別なツボであってもかまわないわけである。たとえば足三里の軟弱感は脾気虚確定の有力材料であるが、足三里を治療点とするか否かは別義である。もちろん足三里であってもかまわないわけであるが、生体反応としてあらわれたツボの軟弱感と治療の対象とするツボには相関関係がないということである。

その代わりというわけではないが、足三里も含め治療点とするツボはしっかりと効かせるために腹部まで響かせるべきではなかろうか。いうなれば中医学院的中医鍼灸という感じであろうか。

しかし、われわれ臨床家はさまざまな経絡反応がそのまま治療点として応用できることを知る。正確にいえばその効力のほどを体験しているということである。その代表格が圧痛点治療である。

小生の場合、それぞれの経絡反応に中医的な意味づけを行い、それを治療点として用いている。圧痛点治療とはいえないまでも反応点治療であることは確かである。つまり表層経絡の異常反応に診断としての顔のほか、治療点としての顔ももたせている。

具体的には、ツボの軟弱感を例にとると、この軟弱感は生体内の気虚の状態の反映と定義する。つぎに四診により足三里の軟弱感をも含めて脾気虚と弁証したら、頭のなかにインプットされている健脾補気の効能が高いツボを指で探っていく。そして、より軟弱感が顕著なツボを選択し、治療点にすえるわけである。仮に足三里の軟弱感が、ほかの健脾補気のツボより顕著であれば、足三里が治療点になる。足三里に左右差があればより軟弱なほうを選択する。治効判定には脾虚症状の消失とともに足三里の軟弱感が消失することも重要である。

軟弱なところへ鍼するのであるから、かなりの弱刺激で効いてしまう。響きも周辺に軽く広がる程度で十分である。もちろん腹部まで響いてしまうこともあるが、基本的には響きは最小限でよい。むしろ治療点の異常反応を消失させることが一番重要な命題である。

これは「人体の適正刺激とは、ツボや経絡の異常反応を消失させる刺激である」という考えに立っている。これにより、先程来の話を含めてであるが、深部の痹証はもとより臓腑証までもかなりの弱刺激で対応できるという立場をとる。

圧痛点治療に代表される経絡反応をそのまま治療点とする立場は検討の余地があるといえども、非難される筋のものではない。

まとめ

小生が考える痹証とは、表証と臓腑証を連結するものである。表証、臓腑証の双方より展開するものである。また痹証の治療を誤れば今度は逆に表証、臓腑証に展開する危険もはらんでいる。痹証の治療で重要な点は四点ある。

①元来の素体を十分考慮し、痹証の展開を予測すること。
②現在どの段階の痹証なのかを心おきなく把握すること。
③かなりの弱刺激で十分効果があること。
④最後に鍼灸臨床では明確に「表⇕経⇕臓」という意識をもつと、より実践的治療が可能になるということである。

（『中医臨床』通巻八一号・二〇〇〇年六月）

あとから

「痹証あっての我々」

論者は痹証を考察するにあたり、この十年で表⇕経絡⇕裏という三段階構造から、表⇕絡脈⇕経脈⇕絡脈⇕裏の五段階構造に変化した。治療学上この段階論は病位および鍼の深度とリンクするようになる。

痹証は一般の鍼灸院においては、患者数の先頭に位置することが多い。それゆえ体系を整備し、心ゆくまで分析すると利も大きいといえよう。

分析で労を惜しむなら、思い切った治療に打って出ることは適わない。延々遅々と治らず、自身の精神が追い込まれ、奇襲に出るのが関の山だ。追い込まれての奇襲ほど愚策はない。奇襲であればあるほど用意周到な計画のうえで実行しなければ成功はおぼつかない。

ならば、追い込まれる前に分析に手間暇かけたほうが賢明というものだ。

たかが肩こり、されど肩こり

小生のところにはしばしば人間関係のトラブルが持ち込まれる。上司の不当な扱いに嘆くサラリーマン、夫の無理解に不満をもらす妻、古来より永遠のテーマである嫁姑関係も依然後を絶たない。

よく話を聞いてみると、その人たちは「自分はいつでもどこでも誰からも、正しく、公平に、しかも大事に扱われなければならない」と思っているふしがある。そして相手を省みるゆとりがない、言葉は悪いが自己中心的性格を感じざるをえない人も多い。自分がそうであるように、人もまた他者を正しく、公平に、大事に扱うことができないなどとは夢々思わないようである。それゆえ、頭で理想的な人間関係を描き、現実とのギャップに苦しむのである。

この種のトラブルと同時に持ち込まれるのが肩こりである。相手は、当方がハリウッド映画にしばしば登場する大きな椅子に悠然と腰掛け、うなずきを仕事とするような精神科医なら、間違いなく心の葛藤を強く訴える人たちである。痛みがないと来院しにくい鍼灸院ゆえ、また心の問題を人に話すことに抵抗を感じるゆえ、表面上は肩こり、頭痛、不眠などを訴え、背後に抱える心の問題を察してほしいという態度で来院するのである。ときには察してほしくないという人もいるが……。

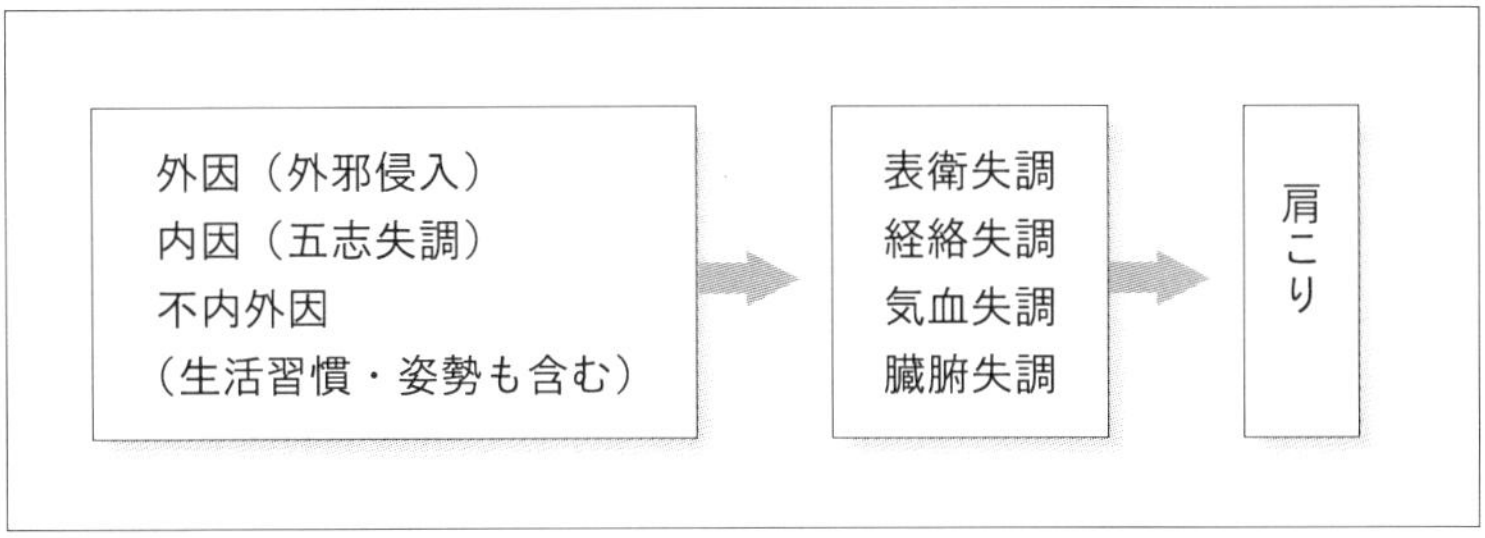

肩こり発生の機序

しかし、間違っても肩こりのすべてが心の葛藤を表現したものと断ずるつもりはない。膵臓疾患、胃潰瘍、胃腫瘍は左側の肩こりとして、胆石症、肝炎、肝腫瘍は右側の肩こりとしてあらわれやすいことは、よく経験するところである。ただ、心の葛藤が身体症状としてあらわれた際には、有力な症状の一つとして肩こりがあるということも否定できない。

正確に記せば、この肩こりは背部、頸部を中心とした違和感であり、心理的葛藤とともに生まれ、多種多様な表現をとる。ときに頭部や咽部にまで及ぶこともある。随伴症状として不眠、太息、動悸、上肢麻木、耳の閉塞感、眼痛、頻尿などをあらわす。

近年ますますこの傾向が顕著であるように感じている。われわれとしては心因性肩こりの増加により、いままで以上に弁証論治の正確さが問われる時代になってきた。

まずは日常臨床から感じるところを述べる。そのキーワードは体型的考察と痹証論である。その後、心因性の肩こりについて論じてみたい。

その前に現状において考えている肩こりの発生的機序を簡単に図にまとめてみた。本文を読むにあたっての参考にしていただきたい。

体型と肩こり

一、背広の逸話

以前、新聞から拾った話である。背広を作る際に三つの型どりがあるという。ヨーロピアンタイプ、アメリカンタイプ、アジアンタイプの三つである。イギリスに代表されるヨーロピアンタイプは、体型にピッタリ合わせ、とくにウエストを絞り込むようにする。さすが紳士の国といったところだ。これが現実主義のアメリカに渡ると、着やすさ、着ごこちを重視し、ゆったりめに作る。もちろんウェストの絞り込みも少ない。スーツというよりジャケットといった言葉が似つかわしい。問題は日本を代表とするアジアンタイプである。この特徴は上背部に丸みをもたせて作るところにある。つまり、やや猫背風に作るのである。

確かにこれを意識し諸外国を歩いてみると、日本人が抜きん出て猫背風であることに気づく。最近原宿あたりに出没する台湾版コギャルと比べてすらそうである。おまけに歩く姿に正気がなく、声も小さい。従来よりの主張の一つである「日本人は脾虚傾向をもつ人が多い」に加え、体型的視点から「肺気虚の人も多い」と推理できるのではなかろうか。

肩こりは一般に肩周囲の骨格筋の緊張状態と定義する。随意筋であるがゆえ、使用時は収縮状態にあり、リラックス時はほどほどに弛緩しているのが常であろう。

丸みのある背中、それからくる肩先の前方への巻き込みや頸部の前傾は、リラックス状態にあっても筋収縮を増長させる要因になる。また、あまりに過度な頸の前傾姿勢は、人と正対するときなどに頸を持ち上げなければならない。これが後頸部に過度な緊張を生む。さらに背中が丸まっていると、歩くときに手が振りにくい、少なくとも腕の振幅を制限する。適度な身体運動が気血の疏通に欠かせないことから、振幅の狭さは腕と連なる肩の経絡に容易に気血の停滞を引き起こす。

これらの事象により、背中の丸みは肩こりを起こす有力な誘因と定義する。しかし、背中の丸みを即座に肺気虚と関連づけたのはいささか暴走ぎみといえるだろう。背中の丸みは肺気虚のほか、腎虚、脾虚、さらに痰飲などでも起こりうるからである。

① 肺気虚の肩こり

背中の丸みの強い人が、一般にいう肺気虚症状と前後し、肩こりをあらわす、あるいは悪化するものをいう。

最大の特徴は短気と肩こりの連動であろう。胸がつまり、息があがる感じを覚え、時を前後し、肩の沈重感、酸感を自覚する。当然、肩こりは疲労悪化、休息緩解などの気虚症状を兼ねる。

肝気鬱でも同様な胸の閉塞感をきたすことがある。これは不安感や過度な緊張状態により、肝が疏泄失調し、肺の主る呼吸作用に影響したケースである。息が深く吸えなくなる結果として短気を起こす。つまり、短気は虚実いずれからも起こりうる。ただし、肝の疏泄失調からくる肩こりは、肩から背部の脹りやつまり感が主体となる。好発部位も肺気虚の肩こりよりやや下方に広がる傾向をもつ。この二つと気虚症状の有無を目安に肺気虚型と肝の疏泄失調～肺気不宣型とに分ける。

治療は、中府、雲門あたりの速刺速抜で、軽い得気を得た後、深呼吸を促す。ほどほどの回復をみたら、一般的補肺の治療を施す。足三里、中脘、肺兪、身柱、命門などが常用穴である。肝の疏泄には太衝、天宗、肝兪などを加味する。肩こりが肺気虚から気滞、つまり気虚気滞を起こしていれば、尺沢や患部の散鍼も有効である。

② 腎虚の肩こり

腎虚を形態的に考えれば、腰部からすでに前屈傾向をみる者がいる。いわゆる腰が折れる状態にある。背骨の下方に位置する腰椎が前面に傾くため、生理的なバランス上、頸部は一転して後弯をきたす。つまり腰椎の前弯が頸椎の後弯を増長させるのである。ここに頸部の過度な緊張状態を作り出す要因をみる。

腎虚は骨の強度に欠け、気虚一般は筋力に乏しい。骨を支持する筋力の弱いところへもってきて、過度な緊張状態を強いるわけである。したがって腎虚型では、元来の弱い骨がますます弱くなるという悪循環に陥る。

人により頸部に横ジワがくっきりとあらわれる。西医学的頸椎変形部位とほぼ一致する。

この横ジワを目標に刺鍼する。骨際を滑らすように直刺する。ついでに骨会、大杼に腎兪、命門を加えるとさらに効果的である。

また、過度の緊張状態は外傷に似た症状を呈することがある。筋の過緊張による循環障害のうえに、慢性的な頸椎圧迫が加わるためと推察する。夜間痛、刺痛、深部の鈍痛、動則悪化などの瘀血症状をあらわす者が多い。

以前から腎虚型の頸部疾患は、他の正虚からくるものと比べ、痛みが強いように感じていた。案外このへんに理由があるのかもしれない。

③ 脾虚の肩こり

日本人にきわめて多い肩こりである。全身疲労、食欲不振、頭昏、ときに悪心などをともない肩こりがあらわれる。肩こりが悪化しているときは、頸がややうつむき加減になり、全身から疲労感を漂わせる。辺りを暗くするのに十分な雰囲気だ。肩甲骨内縁あたりに沈重感、こわばりがあり、何をするのもおっくうになる。歩く姿がベタ足ぎみで、足首の伸縮に欠け、ドスン、ドスンと歩くようになると脾腎両虚か脾虚湿盛に移行していると疑ってもよい。

中医書では、よく「足底痛は腎虚の有力な症状の一つである」といった記載がある。日常臨床に翻訳すれば、このドスン、ドスン歩きやアキレス腱からふくらはぎの硬さなども足底痛の前段階症状と解釈していたほうがより臨床的である。

このようにある一つの事象を日常文脈に置いて拡大してゆく作業こそが臨床家の真骨頂だと思う。「本は頭ではなく腹で読む」のである。どさくさ紛れに一言付け加えれば、このような柔軟な思考は、机の上より、酒の席、テレビ、映画、マンガなどで身につくものである。要は思考は集中と拡散の繰り返しにより強固なものに昇華するのである。

脾虚型の肩こりは、軽症のうちは軽い運動法、按摩などで全身の気血をめぐらせると、かなりの治療効果が期待できる。治法は行気補気である。小生の認識では、軽度な気虚はまず経気の推動作用が低下し、経絡気滞を起こすと考えている。

初学者が臨床を考える際は、臓腑に定位する症状と、そこから波及し経絡中にあらわれる症状とを分けて整理すると理解が容易になる。

脾虚には、まず疲労感、痞満、食少、軟便や触診での腹部軟弱感など、脾そのものに定位できる症状がある。一方、経絡中では推動作用の低下があらわれる。これが一つに経絡気滞をあらわし、肩の脹りやこわばりとなり、さらに末端部の経絡に気血が届かず、経絡中の気血両虚をあらわすのである。いわゆる手足の怠さや重さとなる。

程度がもう少し重くなると、まずは治療中に寝かせることに重きを置く。足三里、中脘、膏肓、脾兪、胃兪あたりの灸頭鍼を常用する。イメージとしてお灸の温かさで包み込むような治療であり、脾そのものを集中的に治そうという感じの治療になる。このおりの肩こりは気虚気滞ではなく、気血両虚あるいは陽気不足になる。ただし、気血両虚といえども気虚が前面にあらわれ肩の怠さや重さ、冷感などが主体となり、さらに長期化すると血虚をあらわす筋張った凝りが出る。

ときに脾虚型では肩に上から押されるような違和感をもつ者がいる。これは脾虚湿生あるいは脾虚に外湿が侵入している可能性を示唆する。陰天時との関係などから湿邪の程度を探り、陰陵泉や三焦兪を加味してゆく。

脾虚型の肩こりの例でわかるように、臓腑の気虚が肩の周囲の経絡に影響する過程は、気虚気滞―気虚(陽虚)―気血両虚と変化する。

体型的にはプロレスラーの橋本真也、相撲取りの雅山を想像してもらいたい。とはいっても彼らの痰飲型に似つかわしくない運動能力からみて、とても病的痰飲ではなさそうゆえ、肩こりがあるかどうかわからない。

④ 痰飲の肩こり

脾虚を基礎としない限りにおいては、肩こりは寒痰より熱痰であらわれやすい。

赤ら顔、多汗、多痰、すっきり排便できないなどの症状があり、食後嗜眠より食後嘈雑を常とする。肩から頸にかけてかなり盛り上がり、つまった感覚をともなうことが多い。

慢性化した肩こりでは、上肢麻木、頸部の運動制限をともなう者もいる。少しでも精神的ストレスが加われば、肩の違和感に異常な執着をみせ、梅核気症状も出現する。とかく治りづらい。ちなみにこの人たちはよくしゃべる。

治療は足三里、内関、滑肉門などを使い、俯せでは脾兪、委中などに患部の瀉法鍼を加えてゆく。また頸の陽明胃経から圧痛、凝りなどを探し刺鍼するのも有効な対処法の一つである。

証と体型を関連づける視点は、われわれ中医派の不得意な分野であろう。というより望診という感性的診断行為の中に埋没させ、言語化していないだけといったほうが正確を期す。肩こりを考えるとき、この証と体型の関係を掘り起こす作業がきわめて重要となる。

二、異論先取り

ここまでくると当然ながら反論する方もおられよう。主たるものは、「背中の丸みは日本的生活様式に由来する」という意見とご推察つかまつる。畳を中心にしたライフスタイルでは必然的に背中を丸くしなければならない。小生とて至極当然のことと受け止めている。ただ、そのことを含めて以下のような認識をもつ。

骨格的遺伝と日本的生活様式が互いにリンクし背中の丸みを形成するわけである。これには何の異論もない。しかし、ひとたび形成された背中の丸みは、臓腑活動の阻害因子となりやすい。具体的には臓腑を収める体腔内の容積を著しく狭くする。これにより肺、脾、胃の正常な活動を妨げ、機能的な低下を招く恐れが出てくるわけである。また気の昇降出入、とくに督脈の陽気の上昇を妨げる。これがひいては上部の陽気不足につながり、虚証の肩こり生む要因の一つと考えている。

遺伝、生活様式などからくる体型的特徴は臓腑機能に影響すると考えられるわけである。また臓腑の機能低下、たとえば肺気虚、腎虚、脾虚も、それが進めば背中によりいっそうの丸みをもたせることになる。つまり体型に影響するのである。図であらわしたものが上図である。

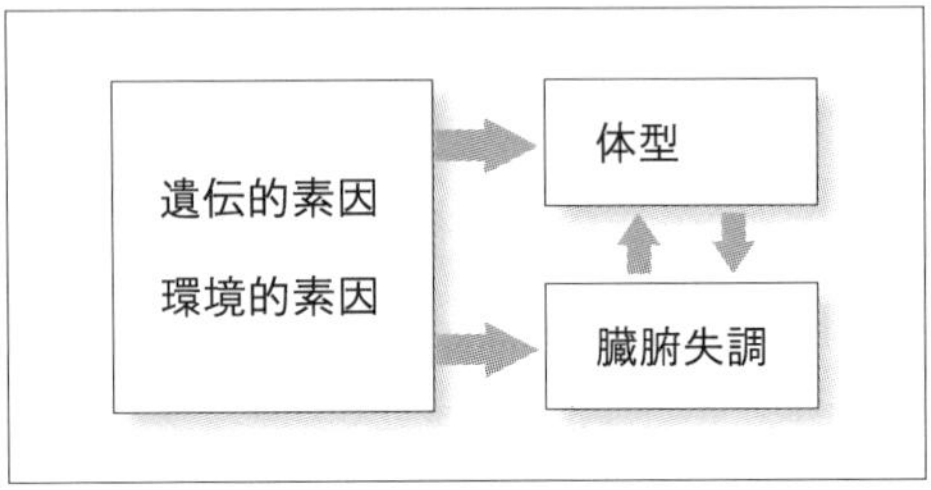

痹証としての肩こり

前回では自分が考える痹証論を展開させていただいた。それをもとに肩こりを痹証として捉えてみたい。前回の痹証五段階論を提示した後、各段階別の代表的な肩こりを記載する。

一、痹証には五つの段階がある

一段階――邪が表に客す（客表）
外邪が表にへばりつく状態を指す。外邪と衛気の攻防戦ゆえ、悪寒、発熱、頭痛などの表証をあらわす。

二段階――邪が表を傷る（傷表）
外邪が表を傷り裏に侵入したものの、いまだ浅層部の経絡にある。表証が残存することもある。

三段階――邪による経絡の疏通阻害
邪が経絡中に居座り気血の流通を妨げる。そこで邪の特徴を表す症状のほか、気血の停滞現象があらわれる。

四段階――邪正ともに虚す

邪の勢いが失速するものの経絡中の気血も衰える。その結果、邪の特徴的症状がわずかに残存するか消失し、気血両虚痹が前面に出てくる。激しい痛みがなくなるため、快方に向かったものと早合点してはならない。

五段階——臟腑証に変化する

いわゆる臟腑証。外邪が表証、経証を経て後の最終段階に相当する。逆に臟腑証から経証に発展することもある。

よって表証⇕経証⇕臟腑証の関係が成り立つ。

以上の痹証五段階論を踏まえて、各段階の代表的な肩こりを取り上げてみる。

二、各段階の代表的肩こり

①客表の段階——風寒束表の肩こり

風寒の邪が表に客すと、おもに寒邪の収斂作用により、腠理が塞がり、津液が鬱滞する。このおり悪寒、発熱、無汗、頭痛などとともに肩こりがあらわれることがある。一般には「肩がこわばる」か「肩が重怠い」と表現される。

治法は解表である。大椎の半米粒大灸、患部の散鍼（浅刺）がよい。散鍼の後に蒸しタオルを掛けても可。小生の臨床例では、こよりで鼻の穴を刺激し、くしゃみを促し、その力で発汗に導いた例もある。こうすると額から汗をかく。お金を取れる代物でないので家庭療法に最適だ。

先に「肩が重怠い」とあげたが、寒邪でなぜ重怠いのかと疑問をもつ方もおられよう。寒邪型あるいは風寒束表型では、腠理が塞がり、本来汗として出るべき津液が皮下に停滞してしまう。そのため、湿邪に似る症状をあらわすゆえである。このおりは、とくに祛湿に努める必要はない。

② 傷表の段階――寒湿傷表の肩こり

夏の蒸し暑い日に急にエアコンの冷気に当たるなどして発症する。一般に表証はないか、あってもすこぶる短期間である。

湿邪単独でも起こりうるが、肩に妙な重さを感じる程度で収まり、風呂にでも入ればいつの間にか忘れているケースがほとんどである。

肩こりを外邪との親和性で捉えたときは、風邪、熱邪、湿邪より寒邪との関係がクローズアップされるように思う。

仮に湿邪単独でかなりの沈重感を自覚するなら、背後に内湿をもつ人と考えて間違いない。これは外湿と内湿が経絡中で結託したものである。四肢の関節痛をあらわすことが多いが、ときに肩こりとなる。沈重感はもちろん、かなりの痛みや何とも表現しにくい違和感（と表現する患者が多い）が出る。数例だが肩に自覚他覚ともに熱感をあらわす者もいた。湿邪があまりに多く、化熱し湿熱に移行したのであろう。

話を戻すが、寒湿傷表は、寒も湿も外邪である。同時に経絡に侵入するときと、やや時間差があるときとがある。時間差のケースでとくに多いのは「暑中お見舞い申し上げます」の時期である。

まず何らかの形で湿邪が浅層部の経絡に侵入する。その湿邪を衛気が汗とともに排出しようとする。その矢先に急な冷気を浴びたらどうなるか。開ききった腠理から容易に寒邪が侵入する光景を予測できよう。つぎに寒邪の収斂作用で腠理が塞がり、排泄しきれなかった湿邪が残存してしまう。この一連のプロセスを経て寒湿の邪が経絡浅層部に定着するのである。デスクワークと外回りを繰り返すサラリーマンなどがこの餌食になる。

寒湿傷表は、短時間で急激な痛みをあらわしてくる。ときに五十肩様の運動障害があらわれる。突発性ゆえ風寒湿型といっても差し支えないだろう。

治療は超簡単である。大椎、身柱、筋縮、命門、腰陽関に二、三ミリ刺鍼し、その上からせんねん灸。あとは蒸しタオルで全身を包み込む。約十分、それで治らなければ、慢性でない限りは証が間違っている。

③ 経絡の疏通障害の段階――寒凝気滞血瘀の肩こり

寒邪が表を傷り経絡に侵入すると、いずれは経中の気血の停滞を起こす。

具体的には寒邪の収斂により、強い痛みやこわばり、絞痛などをあらわすほか、気の停滞が強ければ肩の脹り、掣痛などをあらわし、瘀血が強ければ、刺痛というより深部の鈍痛を呈することが多い。瘀血イコール刺痛と理解していたら臨床は一歩も進まない。ただし、寒邪の経絡停滞が一次病理ゆえ、他の瘀血と違い加温減痛となる。

小生の認識を単純化して述べると、骨系（関節変形など）の瘀血は刺痛、筋系（肩こりなど）の瘀血は鈍痛である。鈍痛はやや深部から発することが多い。

総じて急性期は寒邪の収斂があらわれ、徐々に気滞血瘀に取って代わられる。

治療は散寒、行気活血である。ただし、治療法としては行気活血を主体とするときでも温性に傾けるべきである。よって手法は灸もしくは灸頭鍼を用いる。配穴は患部の温熱刺激のほか、行気には同経末端の圧痛点や快痛点、手三里、膏肓、肩井などを使用する。活血には合谷、太衝、尺沢、膈兪などを用いる。

④邪正ともに虚すの段階——気血両虚の肩こり

邪の特徴的症状より気血両虚による症状が前面に出てくる。

気虚に傾けば、肩の怠さ、重さおよび隠痛などがあらわれ、疲労悪化、休息緩解、加温減痛を特徴とする。

血虚に傾けば掣痛があらわれやすい。夕方以降に痛みを感じる者が多い。とはいっても終日違和感があり、夕方にさらに悪化する傾向があるということである。

小生が属する命門会の若手のホープで、現在按摩の修行中である小泉徹雄、北野康彦によれば、血虚の肩こりはまるで筋周囲に付着しているような凝りであり、指で切るように揉むとコリコリとした感じを自覚するという。しかも、なかなか取れにくい凝りの代表格であるそうだ。鍼灸治療においても血虚の肩こりは治しづらい。

治療は気虚なら、補気の穴性をもつツボから喜按性の高いものを適選する。軽度の気虚なら患部の鍼は平補平瀉、あるいは響きを拡散させ、その上から灸頭鍼を施し、行気補気の効を高めるようにする。重度の気虚なら、しっかりと補した後、灸頭鍼を行う。

血虚は、患部の手法にことのほか気を使う。刺入の後、コリコリした凝りの表面に鍼をあてがい、時間をかけ、ゆっくりと捻鍼する。強く響いたらこの勝負は負けである。響きはかすかに皮下に広がるくらいの感じがよい。

⑤ 臓腑証の段階——肝気鬱の肩こり

肩こりといえば、まず一番にイメージするのがこの肝気鬱であろう。おもに精神的ストレスと気血平衡失調（肝血少、肝気多）より肝の疏泄失調を起こす。肝の疏泄失調は、肝胆経をはじめとした全身の経気の停滞を引き起こす。

肩こりとしては肩の稜線から頸部側面にかけてが好発部位である。もう一つの好発部位は、肝と直接連なる足太陽経の肝兪あたりである。肝兪あたりに違和感を覚え、しばらくすると膏肓あたりまで違和感が広がってくる。患者の表現方法は多様で、バリバリ、パンパン、つっぱる、カチンカチンと、とにかく多彩である。

また、運動不足などから経中の気滞を起こし、引き続き肝気鬱を呈することもある。この場合は経証から臓腑証へ展開したものである。

体型との関わりでは気虚証ほどの背中の丸みはない。人により軍人姿勢とでもいうのであろうか、そっくり返る人もいる。どちらかというと心因性による肩こりが多い。

治療は疏肝理気の膻中、内関、太衝、行間、期門、肝兪、膏肓などから、圧痛を目安に適選する。患部は肩井を多用する。刺法は、俯せで肩を軽く摘み、肩井から缺盆に向かって皮下を滑らすように半寸ほど入れ込んでゆく。化火した者には、降気性も加味し、肩井を下（足方）に向かって刺鍼する。

その昔、我が祖母は使いもしないデパートの包装紙を後生大事にしまっておく癖があった。

肝気鬱の人は自分の性格から映し出された外の世界を見渡して、そのなかからストレスを拾い出し後生大事にしまっておく癖がある。家康流にいえば「重い荷を背負って歩くごとく人生」を送るはめになる。これでは肩が凝って当たり前である。

心の葛藤と肩こり

ここ数年、心に何らかのトラブルをもつ患者が急増している。書き出しにあったような原因の明確なトラブルは、実際には少数派かもしれない。むしろ漠然とした不安、原因がつかめない怒りなど、昨今の複雑怪奇な世相を反映したような患者が増えている。

伝統医学では「肝は魂」「脾は意」「腎は志」そして「心は神」を主《つかさど》る。おのおのの心の動きが正常なら身体に影響することはないだろう。まずは魂、意、志、神の特徴を整理してみたい。肩こりの特徴、治療方法は前述しているものは省略した。

また、肺の主る魄はおもに先天的感覚や運動能力を主るため、心因性の肩こりと連動は薄く、割愛した。

一、魂失調の肩こり

魂は肝血によって養われ、肝気と肝血の平衡状態が保たれていれば正常な活動状態にある。魂には二つの顔がある。一つは生来よりもっている自由奔放の顔である。幼児の無邪気な笑顔が何よりこれを物語る。幼児は、唯々伸び伸び自由で心の赴くままに生きている。

その後幼児は、親、家族、学校などを通し、徐々に社会で生きるために必要な知恵を獲得するのである。これが二つ目の顔である。おもに判断、理性、思意、意志といった心の動きを指す。重複するがこの魂は後天的に獲得する社会性でもっとも必要な心の動きなのである。

これでわかるように小生の推論では、魂は自由な心と社会人として生きる知恵という両面を有するものと考えている。一見矛盾したように見える。ここに矛盾を感じない人は幸福である。自由な心の動きを肯定しつつ、その心の動きのまま生きている人である。死ぬまで心身症にならないだろう。もちろん心因性の肩こりはどんなものか知る由もない。

子供時代は常に未知なる社会を経験していかねばならず、腎の未熟さも相まって恐怖に満ちあふれている。この恐怖に対抗し、前進する力の源は親の愛情である。子供からみれば親への絶対的信頼である意味で子供が最初に出くわす社会関係である。

親が条件つき愛情、たとえばよい子だから可愛がる、勉強するから可愛がるという態度を示すなら、庇護下に置かれた子供は親に嫌われる恐怖から、自由な心を抑圧して、親の意向に迎合するようになる。親が家族、学校、会社に変わってもこの傾向性は変わらない。自由な心の動きの魂を抑圧し、抑圧した生活から獲得した社会性のある魂との間の矛盾に心を痛めるのである。これでは肉体症状をあらわすのに時間はかからない。この一つが魂失調の肩こりである。

肝血の消耗が著しい魂失調は、落ちつかない、臆病、不安、悲観的といった心の動きとなり、それが社会とのつながりでは言い訳が多い、依存性が高い、判断の先送り、取り越し苦労などとしてあらわれる。肝血虚型による魂失調である。肩こりは前述した血虚型の凝りである。治療も患部の刺法は血虚型に準拠する。そのほか太衝、膏肓、肝兪などを常用する

肝の疏泄失調あるいは相対的肝気が肝血を上回れば、自由な魂は抑圧され、イライラ、怒り、強い攻撃性といった性質が形成されてゆく。社会的活動では、小言が多い、我が強い、理屈が多いなどといった面が強調されてくる。肝気鬱や肝火上炎、肝陽上亢などから魂失調がこれに相当する。

治療は、まず話を聞いてあげることである。依存できる場所、信頼できる人になってあげてほしい。痹証の項で示した肝気鬱の治療に準拠する。

ときにわれわれは弁証を確かなものにするため、症状を追うことのみに眼を向けることがある。患者の心の動きと正面から向き合うことが一番の治療だということを忘れてはならない。

二、意失調の肩こり

意は脾が担当する。脾の運化が正常なら主体性、記憶、集中力、推測などの心の動きとなってあらわれる。元来脾虚になりやすい環境、風土をもつわが国では、淡味な食生活と風通しのよい居住環境でこれに対処してきた経緯がある。戦後の食、住の変化は先人の知恵を汚すほかの何者でもない。またライ

フスタイルが夜型に移行したことがこれに輪をかけた。とくに食事時間や取り方が問題である。脾の運化は、胃の受納を除けば、消化吸収と代謝の二つに分けられる。寝る前の食事は代謝能力を妨げ、痰飲という形で体内に病理産物を形成する。朝飯抜きは、消化吸収する素の物がない。当然、気血両虚が出現する。こんなことを続ければ、痰飲があって、気血が少ないわけであるから、脾虚はますます悪化の一途をたどることになる。

「脾志に在りては思と為す」とは意の主体性を表した言葉である。脾虚から意の失調に及ぶ者の決定的性質は主体性のなさにある。つまり自分というものがないのである。自分がないゆえ、他者の常識、世間の常識に頼って生きていく。昨今の常識では、学歴、マネー、ブランドなどが幅を利かす。子供でも生めば、ますます脾が弱くなり、主体性のない教育ママになる。隣人がパソコンを買ったら、自分も買わないと不安になる。

おまけに推測力がない。推測力がないということは、他人への推測力もない。具体的には他人への思いやりに欠けるのである。ただ、世間の常識が思いやりをもちなさいといってる限りは、思いやりがある顔は作れる。しかし思いやりに少しでも自己犠牲をともなう場面はさっといなくなる。

公園デビューの際、そこにいる人を誰彼となく賞賛し、いなくなったら罵倒するのは魂失調の人である。この意失調タイプはすべての話にうなずく人である。

話を戻すがこのような人が、肩こりをはじめとした心身症を起こすのは主体性を世間から問われたときである。出世して決断力を求められたときや、喧嘩してとことん追いつめられたときに心のバランスを崩す。意の失調した肩こりはこんなときに多発する。

治療中は一緒になって落ち込んではいけない。説教を無理強いしてもいけない。明るく淡々と鍼を打てばそれでよい。この手の患者は、治療者のわかったふうな物言い、理解したふうの態度をたちどころに見破ぶる特技をもつ。また、世間が権威と認めた治療師を渡り歩くこともある。治療は脾虚型に準拠する。

三、志失調の肩こり

志は腎が担当する心の動きである。信念、意志、記憶、情感などとみてよい。『墨子』経説上に「勇、志之所以敢也」（勇は志の敢えてする所なり）とある。ゆえにこの信念、意志は恐怖に負けない実行力をともなうものと解したいところである。よく志が充実していれば持続力があるというのはこれによる。とにかくねばり強い。

腎精が衰え出すと志は失調し、根気がなくなってくる。動作が緩慢になり、感情表現は乏しく、記憶力の低下もあらわれる。また、些細なことを怖がるようになる。恐怖を跳ね返す意志が衰えるのである。具体的には引っ込み思案、臆病、強迫観念などがあらわれる。これが老人性鬱病の伝統医学的解釈であろう。

ここまでゆくと肩こりがどうのという話ではなくなってくる。われわれのところに来院する患者はもう少し元気な人である。ただ、状況の変化についてゆく勇気がなく、利己主義に走ったり、頑固になったりし、すぐに昔を懐かしむような愚痴が出る人もけっこういる。

このような人が病気に逃げたときは、本人が無意識に治りたくないと思っている。よく愚痴を聞いてあげ、治らないことをわれわれの至らなさのせいにされないよう努力するべきである。治療は腎虚型に準拠する。

とはいっても大半は、腎虚が肉体症状としてあらわれ、その経過のなかで肩こりや頸の違和感を訴える人である。

四、神失調の肩こり

神はすべての精神活動の総称である。したがって心が正常に活動するなら、多少なりと他臓に問題があっても、おおむね快活で楽しい毎日を送れるはずである。心志に在りては喜と為す、とはそういう感情を指したものと解釈する。

神が非常に充実した人とは、いうなれば喜び変換器を持っているような人である。施しを受けてありがたい、人に施したらその日はハッピー、仕事を終えたら充実感が湧き上がる。この心根は凄すぎる。ちょっとやそっとでお目にかかれる人ではない。勝手な推理だが、生まれてきたこと自体に感謝の念があり、ほかでもない自分の存在自体に喜びを感じるのではなかろうか。

おおむね心血の不足で神が失調すると、肩から背中は重苦しく、違和感が終日取れない。凝りの左右差もないことのほうが多い。涙し、寡黙になる人もいる。何をしても、誰と会っても心から喜べなくなる。ほかに動悸、多夢、短気、頻尿、不眠、不安感などがあらわれる。肝の疏泄失調が心の神に影響すれば、おもに一方の肩のみに異常な脹りを憶え、運動したぐらいではなかなか取れない。不眠、太息、胸痛、動悸、胸騒ぎに襲われる。

神失調をもう少し掘り下げれば、何事にも喜ぶ力がなくなり、自己否定、そこからくる孤独感などに集約されよう。そして、ひとり世界での堂々めぐりが始まることになる。不安感もその表現の一つである。この手の患者とは常識的な話をしていこう。慣れるまで、心（こころ）のうちを少しでも開くまでは、待ちの姿勢をとり続けるのである。焦って心を無理にこじ開けようすれば貝になる。うなずきながら、自己を肯定するような言葉が出るまで、ずっと待つのである。

治療は心血虚から神失調を起こす者の肩こりには、神門、百会、身柱、心兪、膏肓、天宗などを常用する。夾脊穴も有効に思う。患部手法は血虚型に準拠する。

肝の疏泄失調から神失調にいたる者の肩こりは、膻中、内関に上背部の夾脊穴を加えていく。患部に皮内鍼を置くことも多い。

悪性腫瘍が不治の病なら、肩こりもまた不治の日常的病である。ただ、この不治は治らないという意味でなく、繰り返すという意味である。

今回肩こりを体型的、痹証論、心因性の三方向から論じてみた。

体型的には背中の丸みがことのほか肩こりの頻度、程度に貢献していると思われる。痹証として捉えると寒邪がらみのものが圧倒的に多い。また心因性の肩こりが急増している現状では、心の動きを五志の視点から探る作業も急務である。問診、切診で得る情報に加え、性格的傾向性を明らかにし、五志に定位することで、証の確定がさらに確かなものになろう。

誰が名づけ親かは知らないが二十一世紀は癒しの世紀であるという。地球環境の劣悪化、想像を超えた殺人事件などは、人々の心に不安と反省を与えるに十分な出来事である。まるでパラダイムの変換を予期させているようにもみえる。

何の理も持たず、何の主体性もなく、できる努力すら放棄し、唯々癒し癒しと叫ぶ者がいる。その人が、他人の体と心を生業とするわれわれと立場を同じくする者なら、唯々卑しいというべきである。

もう一度我が身を振り返りさらなる研鑽に励もうではないか。

（『中医臨床』通巻八二号・二〇〇〇年九月）

あとから

半歩前に

中医書では肩こりの記載が皆無に近い。それゆえ活字に引きずられる心配もなく、より自由な発想ができる。体形論を前面に出したのはその一環である。痹証論、臟腑論で展開するもよし。要は現場に合った弁病マニュアルを創造すればよい。

自由な発想とはいえ、推論に推論を重ね、共通言語の枠をはみ出すなら禁じ手の部類であろう。基礎理論の上に推論をひとつだけ載せる。いわば半歩だけ前を行く感じだろうか。

中医書を読み込み、臨床で検証し、疑問を提出し、また臨床で考える。その作業の繰り返しが、少しずつ自分の立ち位置を変化させる。

立ち位置の違いは、とりもなおさず視点の違いとなってあらわれる。違う角度から、ニュートラルに眺めれば、おのずと気づくことがあるのではなかろうか。

気からみた不妊症

前回、肩こりについて私見を述べた。とくに五志論を加味し、鍼灸院で増加しつつある心身症としての肩こりに対応させようと試みた。いささかその内容がペダンチックで、まとまりに欠けたことは大いに反省する。ただ、心身症の治癒率を上げることこそ「鍼灸院繁栄のキーワード」という思いは強い。そのなかで肩こりは他の医療機関に比べても圧倒的な臨床経験をもち、われわれに一日の長がある数少ない疾患の一つといえよう。

当たり前のことだが、心身症は肩こり以外にもさまざまな症状をあらわす。とくにこの国では脾虚の増悪因子が多く、脾虚肝乗、肝脾不和、心脾両虚などからさまざまな症状を呈する。

脾虚性格の最たる特徴に主体性の欠如がある。詳しくは前回を参考にしていただきたい。主体性の乏しさゆえ、行動基準を社会規範や常識に求める。良識、正義を旗印にするマスコミが不安を煽ると、ゆえなき不安を感じるはめになる。昨今の経済不況をみるに、不況と程遠い人まで不安感を感じ始めている。ＩＴ産業に金をばらまくより、健脾薬でも飲ませたほうがよいのでは、と真剣に考えてしまうほどだ。

主体性の欠如は相手に無自覚な圧力をもたらす。自分に主体性がないと、相手の主体性に敬意を払えないゆえである。

その最たる例が不妊症でみられる。姑が「嫁が家に入り三年もすれば妊娠するのが常識だ」という考えをもつなら、嫁の尊厳を無視し、夫婦間に余計なくちばしを挟む。もちろん本人に悪意などあろうはずがない。ときに自分の善意から発する言葉と感じ悦に入る者さえいる。

嫁も妊娠に関する自分の意見を持たないぶん、人の意見に左右されやすい。「そんなものかなぁ」と思い、本来感じなくてよい心理的圧迫を感じ始めてしまうようだ。そのおり、友人たちが妊娠でもしようものなら、その思いが不安に変わってゆく。

とかく脾虚同士の家族は、表面上の仲の良さとは裏腹に、相手の言葉に過剰な反応を起こす。

月経の定義

不妊症の治療に臨む際には、まず月経周期の伝統医学的認識を心得る必要がある。月経周期を把握し、それぞれに対処した配穴を加えると妊娠率が上がるからである。

一般に月経においては、臓腑では脾肝腎、経絡では衝任および帯脈、また正気としては精血が重要であると耳にする。しかしそれだけの知識で不妊治療に向かうことは、夜道を灯りなしで歩くようなものである。いかにも心許ない。初学者にとって月経周期を理解することこそ最初の重要課題なのだ。

月経開始からつぎの月経開始までを理想的な二十八日間と想定し、その間をいくつかの時期に分類してみた。また理解を容易にするため西洋医学の概念も持ちだしている。本意ではないが御容赦願いたい。

一、月経周期の二大分類

まずは大分類として月経期間とそれ以外の期間、つまり非月経期間に分ける。そのおもな働きは子宮にある。子宮は気血精をため込んで、月に一度一挙に放出する働きを備えた臓器である。ため込む時期が非月経期間、放出する時期が月経期間である。

① 非月経期間

非月経期間は子宮に気血精が蓄えられる時期である。この精は一般にいう生殖の精である。腎精の一部が生殖の精に転化する。また腎精は血にも転化する。

気血精がおのおの十分に蓄えられ、そこに男性の生殖の精が融合し妊娠が可能になる。

個人的見解では卵子の形成にはおもに生殖の精と血が関与し、排卵から着床までのプロセスでは気の推動作用、胎児の育成には気の気化作用が関与するのではないかと考える。一般的定見ではないので眼の端に入れる程度で流していただきたい。

気血精の貯蔵は子宮自身の働きによるが、背後にあっては脾の統血作用と腎の封蔵作用の助けを必要とする。ただしこれは気血精を子宮内で維持する働きのバックアップ機能が脾腎にあるという意味である。子宮に気血精を送り込むには、まず衝任脈に気血精が注入され、その経気の推動作用で子宮にまで到達することが必須である。また、その気血精はおもに肝血、腎精および脾胃が生成する気血などから衝任脈が譲り受けたものである。もちろん心血虚で月経周期の延長があることから、心血の一部も衝任脈に入るものと思う。一般に二十日ほど続く。

② 月経期間

月経は妊娠が不可能な際の気血精の処理プログラムと考えればよい。当然ながら子宮がその任に当たる。一週間前後続く。

肝の疏泄の調整を受けつつも、胞絡の気の推動作用が活発になり月経開始となる。月経前の一週間ほどは、子宮が肝の疏泄の影響を受けやすいため、元来肝気鬱がある者はさまざまな症状を呈す。

胞絡の推動、肝の疏泄が順調なだけでは月経開始の十分条件とはいえない。上記のごとく月経一週間前あたりから肝の疏泄の影響が強まるも、すぐに月経が起こらないからである。

もう一つの条件は子宮の気血精の貯蔵の任を助ける脾の統血作用や腎の封蔵作用より肝の疏泄の影響が強まることである。子宮自体に影響を与える臓腑が脾腎から肝に変わってこそ月経が始まるのである。間違っても肝の疏泄作用や脾腎の固摂作用自体が強弱するという意味に誤解しないで欲しい。子宮自身が蔵瀉を行う臓器である。背後から子宮の働きを補助する役割を担う臓腑（肝脾腎）の影響のいずれが上回るかということにすぎない。

二、非月経期の三分類

非月経期を三期に分類した。Ⅰ期は妊娠の準備期間、Ⅱ期は妊娠可能期間、Ⅲ期は妊娠の際には受精卵の育成期間、妊娠しない場合はつぎの月経への準備期間となる。

① 第Ⅰ期

月経が終わった直後から排卵直前までの一週間前後がⅠ期である。一般にいう低温期に相当する。この時期はつぎの妊娠への準備期間である。子宮にいかに気血精を貯めるかが命題となる。

先にも記したが、肝に貯蔵された血や脾胃で新しく生産された気血などが、まずは衝任脈に流れ込み、最終的には子宮に貯められる。また腎精気から発生した生殖の精および精から転化した血も衝任脈を通じ子宮に入り込む。

子宮に集められた気血精のうち血・精は卵子を育成する基本の物質となる。

病理的には、たとえば肝血虚、脾虚~気血両虚および腎精不足があると、気血精が子宮に貯蔵するまでに時間を要す。また血・精の不足ゆえ卵子の生成が遅れ、第Ⅰ期の延長がみられる。これが月経周期延長の一つの病理である。さらに血・精の不足は良質な卵子をつくれないという重大な問題に発展する。

② 第Ⅱ期

Ⅱ期は排卵が始まり受精卵着床までの一週間前後をいう。気血精が最も充実した時期である。とくに最初の一両日が最も妊娠しやすい時期とされる。排卵期に相当する。

この時期より腎精は血ではなく気に転化する。精は気にも血にも転化するスーパー物質である。もちろん生殖の精にも転化する。

これを境に子宮内では少しずつ気の超過状態に入る。いわゆる高温期と重なる時期に入っていく。この有余の気が推動作用を働かせ排卵にいたると推察する。それゆえ気の推動力の調整的役割を主る肝の疏泄の影響を受けやすい。肝気鬱で容易に排卵期のずれを生じるのはこのためである。また下腹部や鼠径部に脹痛を覚える者もいる。現実、排卵安定に疏肝や行気の配穴を行うとかなりの効果が期待できる。

子宮内の気が推動に傾くぶん固摂作用が低下する。これがこの時期におりものが出る主たる生理と推察する。しかし子宮全体としてはまだまだ固摂作用が強い。元来子宮の固摂作用が弱いか、固摂を補助する脾の統血、腎の封蔵がかなり虚さない限りは出血にまではにいたらない。つまり生理範囲を超えない程度で子宮内の固摂作用が低下するとおりものとなり、その時期に子宮の固摂が大いに弱まるか助けとなる脾腎が虚していれば少々の出血がみられる。いわゆる中間出血となる。かりに受精の後、このような状態にあるなら滑胎となる。

話を戻そう。受精すれば、この有余の気が受精卵を着床まで導いてくれる。

現実に腎精不足の患者が受精するもののなかなか着床しないケースをみた。これなどは生殖の精は足りてはいるが、腎精から気に転ずるだけの精が不足していたものと思われる。

また気の超過現象により血熱を起こしやすい時期でもある。のぼせ、粉刺（にきび）、湿疹があらわれる。アトピー患者では痒みが強くなる。

③ 第Ⅲ期

Ⅲ期は妊娠の際には受精卵の育成期間、妊娠しない場合はつぎの月経への準備期間である。一週間ほどを指す。

Ⅱ期でめでたく受精〜着床に成功すると、受精卵は胎児へと成長してゆくことになる。そのおもな任も先ほどの有余の気が主る。推動作用というより気化作用であろう。また受精卵育成の過程ではいままで以上の血・精の濡養が必要になる。子宮自身も受精卵〜胎児の育成過程では、その器を大きくしてゆかなければならない。どう考えても衝任脈がどんどん気血精を子宮に送り込まなければ間に合わない。

受精がなければ有余の気は行き場を失うものと考える。あくまで受精を前提に腎精から作られた気だからである。これにより子宮内では生理範囲を超えない程度の気の滞りが起こる。これが軽度の下腹部痛となる。また子宮内での気の滞りは逆に肝の疏泄に影響し、これも生理範囲を超えない程度の乳房脹痛を自覚する。もちろん素体に肝気鬱があれば、必要以上な乳房や胸脇の張りを覚える。イライラ感も出現する。気鬱化火する者は、粉刺、ほてり、肩こり、頭痛などをあらわす。

臨床的には軽度の下腹部や乳房の脹痛のみをもって肝気鬱と定義するのはいささか行き過ぎの感がある。ここは程度問題であろう。

受精がないものと判断した子宮自身(胞絡)はその推動力で気血精を体外に放出する。月経開始となる。ここからは自説である。通常、肝の疏泄は一定である。そのおもな任務は経絡中の気血の調整や肝自身に貯める血の調整なのであろう。少し広げても脾胃の運化を助けることである。しかしこの時期は胞絡の推動力が上がるため、背後から肝の疏泄の調整が関わるようになる。逆説に聞こえるかも知れないが、気血が動かないところには肝の疏泄は関与しない。動き出してこそ、その調整的役目としての肝の疏泄が必要になる。車の走らない道路に交通巡査が必要ないようなものだ。脾胃においては水穀が入り、運化が活発になってこそ、より肝の疏泄の影響を受けると思われる。これが肝は消化を助けるといわれるゆえんである。子宮においては子宮自身（胞絡）の推動作用が高まるゆえ肝の疏泄の影響を受けるのである。はじめに肝の疏泄がありきではない。

肝の疏泄と子宮の関係は、脾腎と子宮の関係にも当てはめることもできる。子宮自身の固摂の働きは活発で、気血精の貯蔵を任とするときには、脾の統血作用と腎の封蔵作用の影響を受けやすいのである。けっして月経直前に脾の統血作用と腎の封蔵作用が弱まるわけではない。そう考えなければ病気になってしまう。受精してもすぐに流産になる。あくまで先に子宮そのものの働きがあり、その働きを調整したり補助するのが五臓なのである。

言葉のあやであろうか、通り一辺に中医書を読むと、子宮がいかにも五臓の働きに支配された従属物のように読める。子宮は五官器とは違い立派な臓腑の一つである。少なくとも小生はそう考える。

要約すると子宮自身（胞絡）の推動作用が活発になると、肝の疏泄という交通渋滞をなくす部署の影響を受ける。ただ受精の有無でその役割に違いがでる。受精がない場合は、その推動は月経を起こすという任を負う。受精の際には受精卵～胎児の大きさに沿い子宮を大きくする。そして受精卵～胎児の成長に関与するのは、あくまで子宮内にある有余の気である。

不妊の時期別治療

経・妊・産・育に関わる治療では、ことのほか血の重要性が強調される。たとえば婦人治療で三陰交が多用される理由に、三陰交は脾肝腎の交会穴であり、血証一切を治すとある。これをみても血の重要度がわかろうというものだ。また以前に北京中医薬大学の郭志強婦人科教授のご自宅にお邪魔したとき「婦人の肝気鬱は柔肝が基本である」、つまり補血の重要性を力説されたことを思い出す。しかし血の重要性は理解するものの治療学上補血に偏重する必要はまったくない。むしろ小生などは補気・補陽・疏肝・行気を強く意識する。

一、非月経Ⅰ期の治療

① Ⅰ期前半の治療

月経終了時は子宮内は最も空虚の状態になる。とくに腎は虚す傾向にある。かなりの精を精自身および気血に変化させながら子宮に送り込んでいるからである。つまり月経終了直後は、生理的範囲は超えないまでも腎虚傾向にあるわけである。腎精の不足は後天の精とともに衛気の不足を起こしやすい。患者にはからだを冷やさないよう注意を促す。

かりに素体に腎虚があれば、月経終了時前後に鈍痛があらわれる。よく虚証の月経痛は月経後半～月経後に起こるといわれる一つがこれを指す。素体腎虚はこの時期の治療を組み込む。もちろん他の証の者がこの時期に治療してはいけないという意味ではない。

［治療］弁証で得た証に補腎益精を加味するとよい。元来素体腎虚ではより積極的に補腎益精する。益精には後天の精を高める必要もある。腎精は後天の精で滋養されるからである。中脘・中極・命門の灸を多用する。

② Ⅰ期後半の治療

そこから一週間ほどかけて脾肝をはじめ各臓腑から衝任脈に気血精が集まり子宮に送り込まれる。この時期、素体に腎陽虚・気血両虚・瘀血・痰飲などがある者は、気血精が子宮に送り込まれるまでに時間を要す。気血精が一定量に達しないと卵子は形成されない。そのため排卵時期が遅れ、はなはだしい者は無排卵となる。

腎陽虚や気血両虚からの子宮内の気血精不足は理解しやすいと思うが、瘀血・痰飲はいささか理解しにくいかもしれない。瘀血・痰飲が衝任脈をはじめとした経絡中のどこかにあれば、それに邪魔される形で子宮に届く気血精が少なくなるからである。また脾胃に瘀血や痰飲があると新血の生成力が減少することもある。とはいえ無排卵に関しては腎陽虚が多数を占める。

腎陽虚型ではとにかく生理中に下腹部と仙骨部に使い捨てカイロを貼るなどして補陽に努めてもらうよう指示する。

［治療］ 排卵安定を治療目標に適選した治療を施す。腎陽虚には中極・関元・腎兪・命門のなかから適選する。多壮灸がよい。気血両虚には足三里・三陰交、瘀血には血海や地機、痰飲には豊隆と比較的スタンダードなツボを求め、腹部の子戸・胞門などの灸を加味する。ただし、痰飲型で豊隆に反応がないときは足三里か陰陵泉で代用も可能である。また子戸・胞門のみとし、艾を鍼（瀉法）にもちかえてもよい。子戸・胞門の瀉法は痰飲型の不妊症に効を奏す。とくに痰飲型の内膜症をもつ者によい。

二、非月経Ⅱ期の治療

気血精がある一定量に達すると卵子が形成され、有余の気の推動により排卵されると考える。推動が強くなったぶん、肝の疏泄の影響を受ける。そこで肝気鬱があると排卵期が大幅にずれる。

［治療］太衝と子宮穴をもって調整する。軽い雀啄などを行い確実に肝経沿いに響かせる。また卵管癒着などによる卵子の通過障害にも効果がある。そうなれば卵管癒着といえども瘀血や痰飲のみならず、疏泄失調が関与することもあるといえるということになる。

また排卵誘発剤の長期にわたる使用は容易に腎精不足を引き起こす。目の下のクマがはっきり出てきたり、下腹部や腰部に黒ずみを帯びてくる。補腎益精に努める。先の中極・関元・腎兪・命門のなかから適選する。

三、非月経Ⅲ期の治療

これ以後は気の超過状態に入る。受精すればこの有余の気が受精卵の着床に関与する。しかし、この時期に妊娠しているかどうかをわれわれ自身に判断する決め手がない。

そこで一応妊娠を想定しながら固摂・健脾・補腎・補陽に努める。補陽を意識する理由は、妊娠なら子宮内でのあらゆる活動が増すと想定するからである。

［治療］性行為があり少しでも妊娠の可能性が否定できないときは、中極・関元に多壮灸を施し補陽と固摂に努めている。帯脈穴を用いてもよい。足三里・照海の灸頭鍼で健脾・補腎する。患者には家庭

で仙骨に蒸しタオルを載せ温めてもらうよう指導する。使い捨てカイロで代用も可能である。性行為がないときは、妊娠の可能性はないので合谷・太衝・子宮穴で全身および子宮の気を調節するに留める。こうしておくと血熱に移行しにくい。また次回の月経が狂いにくい。

［感想］現実の不妊治療は上記の月経周期を上手く捉えながら進めてゆく。つまり治療の時期がことのほか重要である。小生の実感では月経期より非月経期に治療するほうがより効果的である。さらに非月経期でも第Ⅰ期、第Ⅱ期の治療が第Ⅲ期より肝要に思う。もちろん患者の気血、臓腑の状態との絡みで逐次修正を行いながらの話ではある。血の重要さに捕らわれ三陰交・血海だけに目が行くようでは患者が報われない。意外に思われるかもしれないが補気、行気が重要なのである。さらに不妊治療で重要な点がある。継続してもらうことである。そのポイントは患者の気持ちを察することにある。

不妊治療継続の三条件

不妊治療は継続が重要である。痛みの治療なら、痛みの減少自体が治療継続の意志に変化する。その点不妊治療はやる方、やられる方ともにもう一つ実感の欠ける治療になりやすい。そのため患者がなんとなく来なくなるケースも少なくない。とくに脾虚や肝気鬱にその傾向が強い。治療継続の三条件および脾肝ベースとする患者の精神状況について述べる。

一、本人の意志

不妊治療が継続するか否かは、ひとえに本人の主体性に関わる。妊娠したいという強い欲求がなければ話にならない。姑の肝いりで連れてこられた嫁はまず続かないと思ったほうがよい。

正確には、本人というより夫婦間の意思確認が大事になる。しかし現実には妊娠、出産は女性が受けもつ役割であるため、意志決定においても女性が主、男性が従というケースが圧倒的に多い。できれば男性側にも一度なりと来院してもらい協力の意志を明確化してもらえるとよい。

とくに脾虚性質の患者は、主体性がないぶん意志の確認を少しでも怠ると続かない。お互いが慣れ始めたころに来なくなる。友達の意見などに左右されすぐに浮気する（転院するの意）。たとえ長期に来院していても不安感がないわけではない。不安ゆえなんとなく通う者もいる。そのため常に同じような質問を繰り返す。「私、妊娠できるんでしょうか」の類である。飽きずにそのたびにていねいな答えを用意する。

また肝気鬱タイプも厄介である。いままでの不妊外来などで成果がない場合には注意を要する。必要以上に医療不信をもって来院するからである。この手の患者は妊娠への意欲は高いものの飽きが早い。まずは信頼関係の構築に全力を尽くす。さもないと、われわれのちょっとした言葉や刺入の際のわずかな痛みを百倍くらいに宣伝してくれるから気をつけよう。ときには理不尽ともいえる主張も聞いてあげよう。

また脾虚の嫁を連れてきた肝気鬱の姑も同様である。その感情に同調する必要はないが一定の理解を示さねばならない。まずは顔色をみながら十分な説明に心がける。

二、気長に治療する

不妊治療の特徴の一つに終了時期が読めない点がある。まれに数回の治療で妊娠するケースもあるが、大概は半年、一年と長期にわたる。この点は最初に考慮してもらうべきである。

小生の場合、治療開始より六回ぐらいの月経、つまり約半年を一クールと考える。それを話しておかないと患者が焦りだす。それを肌で感じるわれわれも焦りだす。

その間は彼女たちの思いや主張を十分聞いてあげるとよい。不妊の場合、五十肩や椎間板ヘルニアなどと違い、激しい痛みが患者の最大の関心事にならない。むしろ対人関係のなかで悩み、疲れた姿が浮かび上がる。ときに夫を憎みながらも、その人の子供を授かりたいと真剣に願う人もいる。人の心はとかく複雑だ。

肝気鬱の人は最初からまくし立ててくれるからよいが、脾虚ではしゃべりやすい環境設定が必要である。また常識を求める脾虚タイプでは実例をとって説明すると継続が容易になる。

三、思考法の違い

当院で治療する大半は、数年にわたり婦人科の不妊外来に通っている人たちである。したがって鍼灸治療をしながら不妊外来に通うことになる。

近年の不妊治療の発達はめざましい。ただ、その治療的特徴は妊娠させるという一点のみに集約する。

正確には受精卵を作ることと受精卵を着床させ、妊娠プログラムに載せるという二点に絞られる。すべての治療がこの二点のためにあるといっても過言ではない。そのために排卵誘発剤があり、そのために内膜症の手術をするわけである。

患者の精神状態はかなり追いつめられている。周囲の期待を背に、数年にわたり一喜一憂を繰り返してきたのだから当然であろう。また、体外受精などが加わればかなりの金銭的な負担も強いられる。数年も続ければ、ここまでがんばったのだから止めるに止められないという状況に陥ってしまう。「頑張りすぎないで」と声をかけたくなる人も少なくない。

とくに脾虚の人は周囲の人に罪悪感を感じることもある。他人の眼を気にしすぎるためのように思う。がんばりすぎと罪悪感では心が保てなくなる。ときに弁証と関係なく、全身をマッサージで、リラックスさせてあげるようにする。いまさっき弁証に関係ないといったが、上手なマッサージは補気補血疏肝の効が高い。下手なマッサージは肝気鬱を起こす。言葉は悪いが、ときおり遊びの日を作ると継続しやすくなる。

ちなみに昨日の例であるが、頸椎症の治療継続中の患者がたまたま感冒にかかった。その患者から開口一番「昨日、寝冷えをしカゼを引いてしまいました。どうも申し訳ありません」という言葉をいただいた。この患者も脾虚であった。すぐ謝るのは脾虚の特徴の一つである。心の隅に留めておいてほしい。

話を戻すが、鍼灸治療では西医ほどすごい芸当はできない。われわれができることといえば気血を整え、臓腑を調整するのみである。いうなれば妊娠しやすい環境づくりである。つまり妊娠を気血、臓腑の整った結果として起こるものと認識するわけである。ただしここに利点がある。妊娠にたどり着くまでの間に体調が上向き、食欲が出たり、冷え症が治ったりする。これはある意味でわれわれのもつ治療的付加価値である。また不妊外来に通う人は、鍼灸治療を併用することで体調が整い、妊娠率が高くなる。これも現代における鍼灸治療の付加価値といえよう。

これらの内容を小生は「子宮環境を整える」というキーワードを用いて、患者および患者の家族に説明することにしている。

［感想］不妊治療は患者、術者ともに根気を要する作業である。妊娠への強い意志、長期間になる覚悟、さらに不妊外来との思考法の違いを理解したうえでないと治療継続はかなわない。その間は患者の愚痴（主張）を聞き、思いつめないように指導してあげたいものである。

総括

不妊治療のキーワードは二つである。一つはしっかりと弁証論治を行い不妊の根本的な原因を探り出す。そのうえで月経周期の流れを上手く捉え、その時期に適切な治療を加味することである。ことのほか気の調整は重要である。血だけに心を奪われてはいけない。

二つめはとにかく継続してもらうことである。ただし、あまりに思考の大部分が妊娠することに偏る際、つまり頭のなかが妊娠の二文字で一杯な人には、思い切った休息を提示する必要はある。とにかく横にいて支えになろう。そのためにも相手の性格や置かれた環境を把握し、それぞれに対応した行動をとらなければならない。

今回、治療が継続しにくい脾虚や肝気鬱で例を示してみた。ただし、このような患者の思考を理解するも同情のあまり同調してはいけない。お互いの気持ちが追いつめられるからである。できれば会話の半分ぐらいは治療と関係ない話をしたほうがよい。あとは患者の尊厳を認め、その主張に耳を傾けてほしい。とかく不妊治療に通う人は心身ともに疲れている。このような姿勢で臨むことが治療家としての分際をわきまえた優しさだと思う。

発展途上である小生にとって読者からの御意見ほどありがたいものはない。とくに今論のように少し中医書を逸脱しており、一般化しているとはいい難い内容に関しては多様な意見があると思う。ご意見をお聞かせ願えれば幸いである。

（『中医臨床』通巻八三号・二〇〇〇年十二月）

あとから　王道を歩こう

知人の糖尿病専門医と食事した際、「不妊症はいいな、指示を守ってくれるから」と、溜息まじりのひと言に意表をつかれる。日頃患者の愚痴など言わない人から漏れた落胆の声である。

食事・運動指導などをていねいに行う医師であればあるほど、日常生活を省みない患者への落胆は深いのだろう。

その点からなら不妊症の患者は真面目である。ただし信頼してもらえればという条件がつく。総じて知識は豊富である。最近はネットを使い、情報収集が容易になり、ますます知識量が増え、専門用語が患者の口からどんどん出てくる。つまり、他疾患の患者に比べ、病識はなく、主体性をもつ人が多いという特徴を有する。脾虚であってこの傾向は他の疾患の方より強い。質問が多いのも不妊患者の特徴である。

知識と主体性をもつ患者には知識と主体性で対応するしか好感度は上がらない。最新の不妊症に関する知識と中医理論から割り出した自己の見識を提示し、努めて明るく振舞わなければ、長期継続は叶わない。

脅しも透かしも効果はゼロ。覇道もだめ。邪道はもってのほか。ただ王道を行くのみである。臨床家の力量や器が露呈しやすい疾患といえよう。

補瀉という迷宮からの脱出

つらつら思うに漢方は最後は陰陽に帰すべきところがある。

臨床に携わり十五年余り、開業から数えても十年の月日が流れた。気がつくと不惑である。自立から不惑までは、かなりふらつきながらも治療スタイルの確立に主眼を置く。いかに精密に弁証するか、あるいは現状に適う中医鍼灸のあり方とは、などが主たるテーマとなる。本連載テーマもこの流れのなかにある。いわば日常臨床を通して起こる問題提起とその解決方法を模索しながら、読者とともに治療家として独立の道を歩もうという狙いがある。とりわけ初学者の理解を容易にするため、漢方の言語化に力点を置く。言葉により思考をたくましくするのが人の常と考えたからにほかならない。

美的感覚

ある先輩、高名な湯液家であるが、処方を構成する際によく美しさを問題にする。「A湯でもよいが、あまり美しくないな」というような会話なのだ。小生、医学に美的感覚を持ち込むことにおおいに抵抗を憶えていた。独特の感性は賞賛できても、実践医学の世界においては治癒率を上げることこそ至上命題という強い思いからである。そのために弁証があり、穴性がある。ところが最近になって、まれに自分のなかに「きれいな配穴だな」と悦に入る姿を発見し驚いている。美感と縁遠い人間と自ら自認する小生がである。

おおむね上下、臓腑間などのバランスがよい、安定した配穴に美しさを感じることが多い。また、鍼の打ち方も皮膚と喧嘩するような強引さは受けつけなくなる。皮膚面から中に滑るような、落ちるような感覚に心地よさを求めるようになる。そのためには、選定するツボの状態はもちろん、鍼を打つ姿勢、相手の呼吸なども問題になる。そしてそれらが上手く相乗作用し、美感を引き出すのではないかと思う。何か心地よい心身の一体感がある。

このおりの頭と体の関係は面白い。頭を思考や知恵、体を本能、感覚に置きかえてもよい。証を確定するまでは頭をフル回転させる。五官を通して得た情報を短時間で分析し、治療の方針を固め、具体的な戦略、戦術を練る。ときに天候、相手の生活状況が加味される場面も少なくない。

いったん治療に入ると、頭の動きは止まり、体の自然な動きに任せて鍼を打つ。せいぜい相手の皮膚感覚と鍼先の微妙な変化に注意を向けるくらいである。

どちらも集中状態にあるが、前者は試験のときの集中、後者は「花が美しい」と感じるときの集中に似る。

十年ひと昔というが、同じ学の道を歩んでいても、その捉え方が年とともに違ってくる。道草もけっして無駄ではないのだ。

補瀉

未だに試行錯誤を繰り返す問題の一つとして補瀉がある。虚実の具体的な治療指標となる補瀉には、古来よりさまざまな言語化が試みられた。開闔、提挿、迎随、捻転、呼吸あるいは徐疾の補瀉などである。感覚に頼るところが大である補瀉を言語化し、後世に伝える作業はことのほかむずかしい。小生もよく迷宮に入り込んでしまう。

どの補瀉にも総じていえることは、ある局面において有効性をもつが、すべての局面で有効とは限らないところではなかろうか。でなければ長い年月かけて、一つの補瀉に統合する道を歩むだろう。

これには病態としての虚実がかなりの多面性を持ち合わせることに関連しそうだ。病位を軸にした虚実、つまり表裏を例に取ろう。

一、表証

表証は邪が表位にある。当然ながら瀉法の手技を用い、具体的には発表（解表）を行う。このおり刺鍼は浅く止め、その後に開闔の瀉法を用いる。つまり、ツボを開いたままにして邪気をもらすのがよい。散鍼で邪気をちらすという考え方に通ずる手技である。小生なら寸三・〇番鍼で軽く捻鍼しながら刺鍼する。押し込むというより、ただ接触面で捻鍼する感じである。もちろん鍼は立たない。鍼管も微妙な皮膚感覚を察知する邪魔になるので使わない。そして響きや発赤がでたら、鍼を抜き去り、ツボを閉じずに邪気をもらす。

たとえば表実証に徐疾の瀉法を用いたらどうなるだろう。徐疾の補瀉は得気後の提挿の深さやスピードを意識する補瀉である。瀉法なら得気を比較的深い位置に想定するため、邪を表から裏に内攻させかねない。表証で用いるにはかなり怖い手技といえよう。むしろ徐疾の瀉法は邪気の所在が深いところにある裏実証あたりに適応させるべきである。しかもより患部取穴に効果的であるように思う。たとえば胃実熱の胃脘痛で、中脘などに圧痛でもあれば最も適応する。同じ胃実熱の胃脘痛でも患部以外の経絡上に反応が出て、それを指標に刺鍼するなら、捻転および迎随の補瀉がよい。

二、痹証

邪がやや侵攻し経絡に定位すると痹証になる。鍼灸院では最も多い疾患の一つである。このおりは提挿の瀉法がより効果的と実感する。提挿の補瀉は力の軽重に重きをおく補瀉である。知ってのとおり提挿の補瀉は軽く入れ、力強く引き上げると瀉法になり、補法はその逆になる。小生は、力の軽重を鍼尖の抵抗感の軽重と置きかえ理解する。力の軽重だけではいまいち理解しにくかったからである。

よってこの場合の瀉法は、抵抗なくスッと挿入し、捻鍼などを加え、引き上げるときに鍼尖に抵抗感を作るように工夫する。イメージ的には邪をより表に近い位置に引き上げる感じである。表から経絡に侵入した邪気を取り去るには、逆に侵入経路に沿って使い押し戻すのである。

三、臓腑証

経絡虚実を意識すると迎随の補瀉が適う。経絡の虚実といっても臓腑の虚実が経絡にあらわれる場合と、一過性の腕の使いすぎなどからくる経絡自身の虚実、いわゆる経筋証的虚実があると思われる。

迎随に適うのは前者のように思う。後者はむしろより的確な反応点を探し出し、徐疾の補瀉を行うほうが適切である。

迎随は経絡の走行に対する補瀉である。陽経は下行を、陰経は上行を順とし、その反対を逆とする。鍼尖を順に合わせれば補、逆なら瀉である。先の胃実熱の解谿を例に取ると、鍼尖を膝側に向け刺鍼する。呼吸、開闔の瀉法も織り交ぜ、患者の吸気に合わせ刺鍼する。刺鍼後は捻鍼を加え得気をつくる。位置的には末端に近いツボほど随迎の補瀉が適応しやすい。

捻転の補瀉も迎随と同様に臓腑経絡の虚実に用いる。ほぼすべてのツボに使え、迎随のほか徐疾や提挿と組み合わせて用いることも多い。小生の臨床のなかで最も使用頻度の高い手技である。とはいえこの捻転の補瀉ほど悩むものもない。

捻転の補瀉は、拇指と示指とを駆使し、利き手が右手の場合は時計回りに力点を入れひねるのが補法、逆は瀉法になる。左利きならまったくその反対になる。現実にはツボの反応と会話しながら微妙な変化を捉えなければ効かないという実感が強い。たんに教科書どおりに回転方向を決めればよいというものでもない。

ツボの反応にもいくつかある。一つに鍼尖の抵抗感が一瞬消え、スッと中に引き込まれる感じがあるとき。これなど頭のなかでグタグタ考えているときよりも、鍼尖のみに意識が集中し、勝手に手が動いている感じのときのほうがあらわれやすい。逆に鍼尖がしぶりだすこともある。両方が連続的にあらわれることもある。もちろん患者も、このおりは心地よい響きを感じてくれるものである。

一般に得気現象ともいえるこれら反応を補瀉に分ければどうなるだろうか。以前は実証反応のツボに刺鍼し、鍼尖の抵抗が消え、引き込まれる感じがあらわれれば瀉法とし、虚証のツボに打ち、鍼尖にしぶりをおぼえれば補法とした。しかし最近はこの関係が逆転することもよくあり、一概に定義できないと思うようになる。

現在、捻転に関しては「結果論的補瀉」という言い回しで処理している。たとえば虚証あるいは実証反応があるツボに注意深く刺鍼し、何らかの変化を見いだすことができれば、結果としてツボが生き返り、補法あるいは瀉法となるという立場である。

まとめ

補瀉の手技は、われわれが人体における陰陽平衡をとる指標である。虚実と対応することは疑う余地はないが、局面の違いによりその有効性が上下する。どこにある虚実（定位）か、どこに打つ（遠近）かなどにより、最も適合する補瀉というものがある。つまり臨床では補か瀉かを選択した後に、補なら補、瀉なら瀉のうちより適合する手技を選択あるいは複合しなければならない。これには一定の法則性はあるものの、術者の主体とする道具（鍼の長さや番手）なども加味され、現実にはかなり自由度の高いものとなろう。小生なら現状では以下の認識をもつ。

○開闔の瀉法はより表実証に適う。もちろん裏実証では他の手技と組み合わせることも十分可能である。

○提挿の瀉法は痹証に有効である。外邪を表に引き上げるイメージで打つ。

○迎随の補瀉は裏証により適応しよう。ただし末端のツボのほうが適応しやすい。

○徐疾の補瀉も裏証に適応する。とくに瀉法では裏実証に効果大である。しかも患部取穴がよい。もちろん穴性配穴や循経取穴に適応しないわけではない。他の手技で間に合うことが多いという現実がある。補法は患部にこだわらず裏虚証全般に用いるとよい。

○呼吸の補瀉はすべての局面で応用できる。ただし、腹式呼吸のほうがより適切である。

そうこうするうちに自然と相手の状態に合わせた補瀉ができるようになると確信する。陰陽虚実は軸の違いにより無限大に広がるのである。この事実を補瀉という名の皮膜で行われる技から学んでゆきたい。不惑まで一年を切った臨床家としてはここに大いにこだわりたい。

(『中医臨床』通巻八四号・二〇〇一年三月)

いつか来た道

わかったようでわからない、掴んだようで掴みきれないのが補瀉である。トライ&エラーを繰り返すなかで、本当に認識の進化、技術の向上がなされているのか自身すらわからなくなる。

とくに道具の違いが補瀉論の違いに反映しないかをよく考える。鍉管の有無が補瀉の技術に反映しないのか。三十番と〇番は同じ補瀉の技法でよいのかなどと考える。

それにも増して不思議なのは、この手の疑問が臨床家の口から出ないことである。もっぱら「どうすれば補瀉の技術が身につきますか?」の類の質問が大多数である。前提条件の違いが技法に反映すると考えるほうが自然だと思うのだが、いかがなものだろう?

そうこうして、またもいつか来た道に戻る。ただ同じ風景には見えていないはずである。

血瘀の治療は原因を考えて

血瘀証は血の停滞による諸症状の総称である。外傷・打撲の類を除いてもさまざまな原因で起こる。原因を列記すればきりがないが、少なくとも外感・内傷および経気の失調はある。つまり、あらゆる方向から血瘀を生じる可能性があるわけである。それゆえ血瘀は原因病理と連動した病理、いわば二次的な病理と解することが可能だ。われわれが日常的に用いる寒凝血瘀・気虚血瘀・血虚血瘀あるいは血熱血瘀などの名称からもうかがい知ることができる。

小生この考えに沿い、よほどの急性疾患でない限りは、原因となる一次病理から手をつける。気虚血瘀なら十分に補気の意識を配穴に反映させながら、適時活血化瘀との組み合わせをはかる。

はじめからそうだったのではない。初学の頃は活血化瘀の配穴のみに集中しすぎ効果が上がらない時期もあった。そのうちに行気を意識しだす。血瘀の陰には必ず気滞が存在するという思いからである。気滞が原因で血瘀を起こしたのではなく、血瘀病理そのものに少なからず気滞も存在するという認識である。言いかえれば、血瘀とは気滞血瘀のうち血瘀の比重が大きいものを指すと考えだす。これが配穴に反映すると血海に行気としての陽陵泉や合谷などを加味することになる。

それにもまして鍼灸治療の特徴の一つである「はじめに調気あり」という事実に気づいたことが大きい。鍼灸治療は気の変動を調節し、その結果として活血・補血さらには化痰を成立させるという現実がある。あらかじめ処方中に調気をはじめとして各種病理に対応した薬物が組み込まれていることが多い湯液治療より、自らの技術をもって調気しなければならない。

調気を大事にしようという意識が取穴に反映すると、それまで以上に得気を重視する。慎重に、慎重に取穴するという意識も生まれる。三陰交なら様子をうかがいながら、周囲に軽く気持ちのよい響きがでるよう工夫する。これらの作業により少し治効が上がり始めた。でも、まだまだ心許ない。

ひとくちに血瘀というがその症状は無数に存在する。とくに原因となる一次病理の異なりは多種多様な症状を生み出す大きな要因となる。よくよく血瘀の症状を見てみると血瘀特有の症状と一次病理の特徴が混在する。たとえば痛みは十分に血瘀の特徴を有するも、その痛みが疲労悪化や休息緩解したりする。つまり気虚の要素を備えた血瘀という解釈が成り立つのである。それゆえ弁証時には血瘀の判定とともに一次病理の割り出しを意識する。その結果が前述したように一次病理から手をつけるようになった。ときに活血をしなくとも治癒することもある。

現実対処としては一次病理の割合と活血化瘀の割合をどう配分するかを意識し、それをどう配穴に表現するかが重要なテーマとなる。まずは血瘀の特徴を列記し、その後に疼痛疾患に限定して一次病理と血瘀の関連を考察する。

血瘀の特徴

血瘀の三大徴候は色、疼痛そして脈状である。

一、色

いうまでもないが、血瘀は紫色をもって表現される。寒性を帯びれば青紫、熱性を帯びれば赤紫といったところだろう。慢性化すれば黒味を帯びる。診断学上は舌色をもってその代表にすえる。もちろん顔色・皮膚色・細絡の色あるいは経血色などもおおいに参考になる。舌診については成書に語り尽くされているので、他の部位であらわれる色の変化について書く。

顔は全体の色のほか眼の周囲、側面部の太陽穴あたりの色合いに着目する。子宮に血瘀があれば太陽穴周囲が黒ずんでくる。まれに下顎骨に沿い青黒くなる者がいる。これは腎虚かひげ剃り後に多いので間違えないようにしたい。皮膚では拇指丘・腰部・腹部が変化しやすい。腰部の黒味は腎虚とともに血瘀のサインである。細絡は青紫や青黒いものに注目する。細く赤味がかったものは血熱である可能性が高い。経血は赤黒く粘稠度が高いものを血瘀の指標とする。

小生の場合はよく唇色、井穴の色をみる。寒凝血瘀などは舌より早く唇に反応があらわれる。とくに風寒~寒凝血瘀と続くルートでは舌よりさらに表位にある唇に反応がでる。井穴は急慢問わず反応がでやすい。井穴付近では経絡が細く浅いため、血の停滞が色という形で表現されやすいのであろう。爪の生え際の皮膚が赤黒く変色してきたら内在的な血瘀の存在を疑ってもよい。

二、疼痛

一般に刺痛・錐痛・鈍痛などである。小生これにズキズキした痛みを足す。刺痛は膝痛・腹痛・頭痛あるいは胸痛に多く、腰痛や痹証には少ない。逆にズキズキした痛みは満遍なくみられるが、とくに腰痛、痹証に多い。これは日常での動きが多い四肢部・腰頸部が、体幹部と比べ気血を激しく消耗し、そのぶん経中の気血の流れに勢いがあるのではないかと推理する。文献的論拠が見つかっていないので邪推の域を出ない。ただ頭痛などでズキズキした痛みを出すときは、血熱や熱性の血瘀のことが圧倒的に多い。密かに「気血の流れに勢いがあるほど、停滞するとズキズキする」という推理は「当たり」という思いがある。ちょっとしつこいからもう止めよう。

錐痛は刺痛より疼痛の面積が少し広くかつ急性期に多い。鈍痛もズキズキした痛みと同様に腹痛・腰痛・頸痛・痹証などに満遍なくみられる。ただし痛む部位が深いという印象をもつ。さらに他の痛みに比べ血瘀形成までの病程が長い。病程が長いぶん、二次病理であるはずの血瘀が病理原因となり、次の三次病理を起こしたり、逆に一次病理を悪化させる要因になる。かなり複雑怪奇な模様を呈す。そのため鈍痛型の血瘀に関してはことのほか注意深く観察する必要がある。鈍痛といっても気虚単独の鈍痛などより痛みが強い。激痛とまでいえるかどうかは本人の受け取り方にもよるので、やや強めの鈍痛といった表現が適切だろう。

総じて鈍痛を除けば激痛の部類に入る。ただし血瘀成立までの所要時間が短いほどこの傾向が強い。

また、ものにより夜間増悪、加冷・加温ともに不変あるいは悪化、始動時痛、固定痛などとある。夜間増悪傾向は血虚血瘀や外傷性の血瘀などでは頻繁にあらわれる。しかし気虚血瘀ではあらわれにくい。また寒凝血瘀では加冷悪化現象のみが、血熱血瘀では加温悪化現象のみがあらわれやすい。したがってこの夜間増悪傾向と寒熱不変（悪化）という現象は原因となる一次病理に左右されることがわかる。

まとめると血瘀の痛みは局限された激痛か深部の鈍痛である。しかも固定痛であり、大半は動かさないほうが楽なものと考えればよい。当然、患者に激痛の内容を具体化してもらうと刺痛・錐痛あるいはズキズキした痛みを思わせる言葉が返ってくる。

三、脈状

小生、血瘀の判定材料に渋脈をよく用いる。中医書では渋脈を「竹を削るが如く」と表現する。ただ、この渋るという感覚を教条主義的に血瘀と理解しないほうがよい。第一渋っているのは血だけではない。脈中で血をめぐらす原動力は経気あるいは宗気である。気が渋った結果として血が渋るのである。よって渋脈で得られるものは、一次病理はともかく気滞血瘀なのである。これをみても、いかに血瘀といえどもその本質は気滞血瘀であるかがわかる。中脈あたりで感じることが多い。さらに押し込み、沈部が滑で有力なら津液も停滞していることが多い。また原因となる一次病理を内実証と予想する。逆に沈部が途端に細弱脈となったら気虚血瘀や血虚血瘀を疑えばよい。

脈状は二段階に構える。中部あたりに渋脈があれば血瘀の可能性が高く、さらに沈部で有力なら一次病理は内実証、細弱なら虚証からの血瘀への展開を疑う。

［小結］

血瘀の大半が疼痛疾患であるという鍼灸院の現状を考慮すると、初学時には問診、とくに痛み方で血瘀を認識する。ついで色と脈状で補強する。

日頃から患者の舌や皮膚の色をよくよく観察し、そのうえに紫色が加わったらどのように見えるかをシミュレーションしておこう。脈状は中部あたりでの渋脈の存在を意識する。さらに沈部の強弱が読みとれれば、一次病理への手がかりにもなる。

一次病理と血瘀

先にも述べたが、血瘀の症状が多彩な理由の一つは、原因となる一次病理の特性が混入するからである。一次病理を見誤ったり無視すると根治は望めない。臨床でよく見かけるものは、疼痛疾患に限れば寒凝血瘀・肝鬱血瘀・気血両虚血瘀の三つである。

一、寒凝血瘀

寒邪が経絡や子宮などの内蔵に客し、寒邪の収斂作用で気血が停滞するものである。血瘀の特性を除いても以下のような特徴がある。大まかには血瘀が寒性を帯びる点と短時間に血瘀を形成するという二点から諸症状を派生する。

【特徴】絞痛・掣痛・加冷増悪・加温緩解・唇青紫色・四肢厥冷・無汗・脈浮緊あるいは沈部有力。

【考察】外感の寒邪から血瘀を起こすときには掣痛が多く、無汗になる。内寒の邪が凝滞し血瘀となれば絞痛が多い。ただし絞痛は「邪盛正実」を前提とするので内虚がないことを条件とする。脈は外感性なら浮緊が多く、内盛の寒邪では結滞し、沈部は有力となる。

先に血瘀の特性として刺痛・錐痛・鈍痛・ズキズキした痛みをあげたが、寒凝血瘀に関しては当たらないことも多い。寒凝血瘀は、寒邪が客してから血瘀を形成するまでの時間が他の一次病理と比べて非常に短い。即座といっても過言ではない。そのため寒邪の収斂性が痛みの質を決める最大要因として浮かびあがる。寒邪の特性（収斂性）自身が血瘀の強い誘発因子と言いかえてもよい。それゆえ治療は散寒を重視すべきである。時間経過があれば血瘀特有の痛みを出すこともある。

【治療】まずは散寒止痛から始める。直灸が最適である。その際、発汗も治療効果を判定する重要な指標になる。内寒型には徐疾の瀉法も適応する。

二、肝鬱血瘀

肝気鬱ではまず疏泄失調により経気の停滞を起こす。その経気の停滞により血の停滞を引き起こす。つまり、肝鬱血瘀は肝気鬱による気滞を一次病理として二次的に血瘀を形成するのである。また経気が停滞すれば排泄すべき経血を体内に残存するため血瘀を生じることもある。最大の特徴は血瘀の特性を有するものの、それが日常の経気を促す行為で緩解し、さらに情緒変動に左右される点にある。

通常は肝気鬱の治療を優先もしくは同治する。同治といっても主体を疏肝理気に置くほうが血瘀の消失は早まる。

まれに疏泄失調が心に及ぶと、胸痛を主訴とした心血瘀阻となる。これは肝気鬱～心血瘀阻という流れであり、これのみ疏肝理気より活血化瘀を優先する。このおりの脈は結滞する。

【特徴】動則緩解・やや加温緩解・不動悪化・情緒変動で悪化・緩解期には脹痛が出現・胸脇苦満・月経不順・血塊あり・便秘・脈渋弦。

【考察】脹痛を経て血瘀特有の痛みに変化しやすい。それより何より気がめぐれば血瘀が緩解し、また情緒変化に左右されるという特徴をもつ。したがって運動や入浴などで緩解傾向をもつ。とはいえ肝気鬱単独よりは緩解傾向はずっと低い。逆に長時間の座位などは有力な悪化因子になる。情緒変動により便秘を起こすこともある。便秘が慢性化し、ときおり黒味がかった便でもあれば血瘀判定の材料になろう。月経は肝気鬱と血瘀の特徴を合わせもつ。不順が顕著で来て欲しいと来ない、来ないでと切に願うと来るといった感じである。肝気鬱が優勢なら初日から出血量は多く、血瘀が優勢なら始まっているのになかなか出ず、血塊が出終わる後半近くまで痛みを引きずるようになる。粘稠で赤黒っぽい経血が多い。

治療の過程で血瘀特有の痛みから脹痛に変わることもある。これは肝気鬱が血瘀まで展開しなくなったことを意味する。

【治療】一次病理の肝気鬱を改善させない限り繰り返し発作（血瘀の発生）する。慢性化すると肝気鬱との連動を見ないこともある。さらに因果が逆転することさえある。よって疏肝理気を治療の主体にすえ、局所的に血瘀を処理する。局所療法といっても循経の刺絡が好ましい。血瘀患部に徐疾の瀉法をかけてもよい。

三、気血両虚血瘀

気虚血瘀は気の推動作用が低下したため、血がめぐらず、結果として血瘀を生ずるものである。血瘀といえども疲労悪化、休息緩解を特徴とする。血虚血瘀は経中の血が減少し、血が流れにくくなり血瘀となる。血が減少すれば血の上に載りながら運行する気も減少する。つまり血虚血瘀は少なからず気血両虚血瘀の側面を有する。これもあり本論では一括し気血両虚血瘀としたが、臨床上は気虚が優勢か血虚が優勢かを判断しなければならない。血虚血瘀は痛みが非常に慢性化しやすく一日中痛む傾向がある。

【特徴】気虚優勢：疲労悪化・休息緩解・易疲労・四肢倦怠・脈沈部弱。

血虚優勢：終日痛む・夜間増悪・疲労悪化・肌肉が痩せる・易疲労・精神疲労・不眠・脈細弱・舌痩で淡白・瘀点あり。

【考察】基本的な痛みは血瘀の特徴である刺痛・錐痛・ズキズキした痛みなどであるが、深部の鈍痛を訴えるものも少なくない。たとえば気虚・血虚の程度が少しずつ進行して、徐々に血瘀を形成するケースでは深部の鈍痛があらわれやすい。気血の消耗が極に達し、転じて血瘀を形成するものは、かなりの激痛が予想される。

気虚が優勢なら疲労悪化、休息緩解となる。したがって就寝時は血瘀といえども比較的に楽である。入浴も疲れない程度のものは緩解因子となる。しかし気虚単独よりは緩解傾向は薄い。仮に夜間悪化があっても疲労悪化のバリエーションとみる。外傷歴のないぎっくり腰などにこのタイプが多い。

血虚優勢なら終日痛む。しかも夜に向かうほど増悪する傾向をもつ。かなりの激痛があらわれることも多い。おまけに急激に肌肉が痩せてくる。根治しにくい代表格である。癌や五十肩の患者に多くみられたケースである。

【治療】気虚が優勢なら補気、血虚が優勢なら補気補血を主体とに治療する。比較的よく用いるツボは神闕・気海・足三里・三陰交などスタンダードなものである。直灸・塩灸・灸頭鍼などを選択する。慎重に正気を傷らないよう刺鍼する。脈状などを考慮し十分に納得ができるまで補気・補血をし、終了後活血に取りかかる。中途半端な同治ではなかなか治らない。

今回、血瘀という小生にとって重いテーマに挑戦してみた。単純な外傷性の血瘀ならいざ知らず、一次病理の介在した血瘀はなかなかやっかいである。因果をしっかり把握するため、一次病理の違いが血瘀にどのような傾向性をもたせるかを考察した。その前提として血瘀の自分なりの認識も連ねた。まずは因のほうから処置する。一次病理の介在する血瘀は「因から攻める」が鉄則である。このほうが治る。

大事なことは書物から発展しながら自分の意見をもつことである。知識を知恵に変えることである。そして、それを信じよう。これが以前師匠からもらった「腹の上で本を読め」という言葉の意味と確信する。

(『中医臨床』通巻八五号・二〇〇一年六月)

あとから

血瘀コード

血瘀の判定の三要素として色、脈状とともに疼痛表現を挙げた。ただしこの疼痛表現はことのほか多様である。痛みに対する感じ方は各人各様であり、比喩、擬音擬態語、置きかえなどあらゆる表現がなされる。

コミュニケーション論で、相手の情報の意味を取り出すことをデコードという。デコードには誰でも意味を取り出せるユニコードと、特定の人にしか意味のわからないローカルコードがある。

ありがとう、ごめんなさい、許してください、愛していますはユニコードである。

ギャル言葉や方言などの一部にローカルコードが混入する。「先生の鍼、超ヤバイっすよ」と学生に言われれば、私にとってはローカルコードということである。

その視点に立つと、疼痛表現などはユニコード的に思えても、じつはローカルコードのようなものが多数ある。思い込みを捨て、角度を変えつつあらゆる血瘀コードを手に入れようとする努力を惜しんではならない。

双子の期門

――清熱と利湿――

通常、われわれが使う期門はふた通りある。一つは第九肋軟骨の先端、ちょうど上脘の傍らに位置する期門である。鍼灸学校でもこの期門を採用するようだ。研修にくる後輩たちに聞いてもこれを指して期門という。となればこの期門が日本の公式期門ということになろう。本論では便宜上「肋下期門」と記載する。

一方、乳頭線上と第六肋骨間の交点、不容の傍らに取るという説もある。中医学院の教科書類などはすべてこれに準じている。中医学の影響が色濃い欧米諸国などもこれに準拠するのが実情だ。いわば世界標準の期門といってよい。これを「肋間期門」としよう。

ただし、わが国でもある時期までは中国と同じく肋間期門を採用した節がある。『医心方』巻二「孔穴主治法」では肋間期門。江戸時代の名著『鍼灸重宝記』も肋間期門説を採る。ところが近代最初の流派・沢田流では、『鍼灸治療基礎学』(代田文誌著)、『鍼灸沢田流』(山田国弼著)を見る限り肋下期門を採用する。資料不足で断定できないが、たぶん肋下期門をもって期門とする人たちの出現は江戸末期から近代以降と推定する。となればわれわれは二つの期門の伝統を引き継いでいることになる。

募穴・期門の特徴

募穴は論ずるまでもなくその経の経気が聚るところである。それゆえ治療学的には経の調整機能に長け、期門なら肋間、肋下を問わず肝証全般に用いることが可能だ。しかし中医治療を目指すならこれが仇になる。中医では穴性という形でその効能を限定しないと使いにくいからである。

私見では技術（補瀉）と対穴（配穴）で期門の効能を限定できるように思う。たとえば期門（瀉法）＋太衝（瀉法）なら疏肝理気、期門（補法）＋太衝（補法）＋三陰交（補法）なら補肝養血といった具合になる。また『素問』陰陽応象大論に「善く鍼を用ふる者は陰によりて陽を引き……」とある。いささか断章主義的であるが、陰経の募穴をもって陽病を治すと読め、胆証へ応用する道も開ける。つまり期門に募穴の特徴をかぶせると、肝証およびその陽病である胆証に応用でき、さらに穴性レベルで運用するには、補瀉＋対穴が必要という見解である。

しかし臨床を重ねると、二つの期門に位置的な差異があるようにその効能にも微妙な異なりがあるように思えてくる。

まずは日常よく用いている肋間期門の効を明らかにする。その後、意識的に肋間期門と肋下期門の置きかえを行ったもののなかから、良好なケースを報告し、それをもとに肋下期門の特徴を推理してみたい。なにゆえそうするか。中医書には肋下期門の効能が載っていないからである。この事実に意外に皆気づいていない。

清熱・肋間期門

肋間期門に抱く最も強いイメージは清熱である。とくに胆火内鬱による少陽病、気鬱から生じた肝鬱化火・肝火、運化失調による脾胃湿熱、湿熱が肝胆経に入った肝胆湿熱、さらに胆気が失調し痰を生じた胆鬱痰擾などに著効を示す。つまり清熱を中心にすえるも肝脾が絡む広範囲な証に適応する。これは肝の募穴という側面もさることながら厥陰肝経と太陰脾経の交会穴ということに由来するように思う。それゆえ響きの範囲も他穴と比べ広域にわたることが多い。たとえば胸肋部はむろん胃・大腸・頸部・肩背部に広がることも少なくない。

取穴は圧痛を指標に、肋間の外方に向かい水平刺で少しずつ刺入する。捻転か雀啄が適当とは思うが、振幅は最小範囲に留めるのがよい。振幅が大きすぎると妙なひきつれや電撃様の響きがあらわれ、効果を著しく落とすことがある。第一患者がびっくり仰天してしまう。人により急に咳き込むものもある。柔らかな響きがあらわれ、かつ腹でも鳴れば期待大である。

経験上、とくに効きやすい症状は身熱と口苦である。この二症のみなら期門のみで事足りることも多い。捻鍼中に清涼感があらわれたり、口の苦みが消失する。もちろん上記にあげた証によるものとの限定つきである、とくに少陽病にこの傾向が強い。次に効きやすいのが眩暈・腹部膨満感・悪心あたりだろう。眩暈は上部に、腹部症状は腹に響いてくれれば奏効する。頸痛、頭痛も肝鬱化火や肝火によるもなら効果的である。

意外に効くのが月経痛・崩漏などである。湿熱あるいは肝火が血に妄行し血熱を起こしたものなどに効を奏す。もちろん風寒の邪が熱化し血室（子宮）に入ったものにも有効である。以上を簡述すると以下のようになる。

①肋間期門は肝脾にかかわる熱証に奏効。
②左右の肋間期門のうち圧痛の強いほうを選択。
③水平刺でゆっくり刺入。直刺・深刺しは禁忌。
④振幅の小さい捻転か雀啄を用いる。

以上が肋間期門の簡単な効能および刺入法である。

肋間期門の運用および肋下期門との入れかえ

次に具体的な肋間期門の運用方法を示したい。肋間期門をよく用いる証および加味穴を中心に記載する。紙面の関係もあり清熱の効を中心に記載した。もちろん期門に補血や活血の効がないという意味ではない。また随所に肋間期門と肋下期門の差しかえを試みた。これにより肋下期門の効能が少しでも浮かび上がればという意図である。

一、少陽病

【症状】口苦・咽乾・心煩・食欲不振・寒熱往来あるいは微熱・眩暈・胸脇苦満・悪心、ときに胸肋脹満や尿不利など。舌苔白、脈弦。

【治法】和解少陽

【代表配穴】肋間期門・外関・丘墟など。

胸肋脹満・尿不利が顕著なら肋下期門。

【解説】いずれのツボも和解少陽の効がある。また肋間期門、丘墟には清胆の効がある。合わせ用いれば、少陽胆経の熱を清し気機通調を促す。ただ小生の場合、よく肋間期門を刺しながら口の状態を尋ねる。口苦をもって少陽病の状態把握の象徴とする。苦みがなくなれば肋間期門一穴で終了。口苦が残れば順次外関、丘墟に同様の作業を繰り返す。少陽の気機が鬱滞し三焦に影響すると胸肋脹満、尿不利が強くあらわれる。このおりは肋間期門を肋下期門に差しかえたほうがよい。刺鍼法は肋間期門に準ずる。つまり肋下期門の使いどころは三焦に影響を及ぼす少陽病ということになる。ポイントは尿不利である。

【差しかえポイント】尿不利があらわれる少陽病

二、肝火上炎

【症状】頭痛・頭熱・目赤・耳鳴・口苦・咽乾・易怒・煩躁・失眠・尿黄・便乾など。舌紅・苔黄・脈弦数。

【治法】清肝降逆
【代表配穴】肋間期門・行間・三陰交・築濱など。
【解説】肋間期門・行間で肝火を清し、肩井で肝気の上逆を降ろす。治療が長引くときは三陰交で傷陰を防ぐ。治療のイメージは「肝熱をさばいて降ろす」である。
ちなみに肝血虚があらわれたら肋間期門・築濱の組み合わせもおもしろい。両穴とも陰維脈との交会穴である。陰維脈には陰経の気血を調整する作用がある。その調整力をもって補血に当たるわけである。

三、肝胆湿熱

【症状】口苦・胸肋脹痛・食少・頭重・身体困重・帯下増量・煩躁・易怒など。膩苔・脈滑数。
【治法】疏肝・清熱利湿
【代表配穴】肋間期門・陽陵泉・帯脈など。
【解説】肋間期門を肋下期門に差しかえてもよい。湿邪が絡むときには肋間から肋下への差しかえが有効である。ポイントは二つ。肋下期門の圧痛と顕著な膩苔である。後の脾胃湿熱にもいえることだが、湿熱は臨床上、湿と熱のいずれに勢いがあるかを見極めなければならない。「湿＞熱」は沈重感、尿不利が全面に出る。舌苔は白膩苔がやや黄色味がかるか、中央のみが黄膩苔になる。このおりは肋下期門を取る。全体が黄膩苔なら「熱＞湿」の状態である。肋間期門が効く。要は「湿＞熱」なら肋下期門で「熱＞湿」なら肋間期門を取る。

胆経のツボは意外なほど湿邪をさばく。とくに腰以下の帯脈・居髎・陽陵泉・丘墟にその効が高い。またそのいずれも行気性が高い。それゆえ胆経上の利湿のツボは気をめぐらすことで湿をさばくものと思われる。そこで肝胆湿熱の治療イメージは清肝行気に集約される。

【差しかえポイント】湿＞熱の肝胆湿熱

四、胆鬱痰擾

【症状】眩暈・口苦・梅核気・驚悸・失眠・煩躁・胸悶・悪心など。膩苔・脈弦滑。

【治法】利胆清痰

【代表配穴】肋間期門・内関・上脘・豊隆など。

【解説】おもな病理機序は肝胆の気鬱と胃の気機停滞にある。どちらも容易に痰を生じやすい。肋間期門で肝胆の疏泄をはかり、内関で和胃する。上脘・豊隆は祛痰の常用的な組み合わせである。このように肋間期門と上脘を配穴するようなとき、これをまとめて肋下期門一穴に置きかえてもよい。

【差しかえポイント】肋間期門＋上脘＝肋下期門。

五、脾胃湿熱

【症状】腹部痞満・口苦・口粘・悪心・嘔吐・食欲不振・身熱・身体困重・四肢浮腫・尿不利・便溏など。膩苔・脈滑数。

【治法】清熱利湿・健脾和胃

【代表配穴】肋間期門・上脘・中脘・足三里・陰陵泉

【解説】肋間期門を使わなくても事足りるが、使ったほうが治りがよい。また脾胃湿熱が肝胆湿熱に移行するのを予防できる。上脘、中脘は圧痛のあるほうを選択する。足三里は健脾と和胃の両方をになむ。陰陵泉は利湿の名穴である。ただし脾胃絡みでないと効きが悪い。期門と陰陵泉を組み合わせると清熱利湿の効が強化できる。肋間期門は肝胆湿熱と同じく肋下期門に差しかえも可能である。圧痛と膩苔を期門選択の基準にするのも肝胆湿熱と同様である。

【差しかえポイント】湿V熱の脾胃湿熱

利湿・肋下期門

肋間、肋下とやかましいので一度整理する。期門は肝胆証のすべてに応用できる。ただし、二つの期門にはそれぞれに得意分野がある。そして肋間期門は清熱性にすぐれている、というところまで話した。では肋下期門はどういう方面に威力を発揮するのだろうか。残念ながら平面構造の中医書はその答えをくれない。これに載る期門の穴性はすべて肋間期門を指すからである。しからば老中医の医案でもと思うが、これとて知る限りにおいては肋間期門を用いたものだ。それゆえ肋下期門への差しかえを試みた次第である。

肋下期門は少陽病なら少陽の気機の鬱滞が激しく、三焦の気機阻滞を起こし、尿不利をあらわすものに用いる。臓証レベルでは湿邪や痰飲が絡んだものには有効である。また肋間期門と中脘や上脘を同時

肋間期門と肋下期門のまとめ

	穴性	効果的組み合わせ	治療部位の方向性
肋間期門	清熱＞利湿	肝経・胆経	上部≧下部
肋下期門	利湿＞清熱	胃経・脾経	下部≧上部

に用いたいときに肋下期門一穴で代用することも可能である。つまり利湿が要求される場面で置きかえが可能であることがわかった。これにより肋下期門は肋間期門に比べ利湿性が高いものと推定する。とくに湿熱証で肋間、肋下のいずれを用いるかなどは臨床の妙が味わえる。もちろんそれぞれの期門に清熱性がないとか利湿性がないとかいう話ではない。比較したときの比重の違いを論じているにすぎない。まとめると表のようになる。

おわりに

江戸の世が太平を謳歌するころ医学界では古方派が台頭する。腹診でなる古方派である。胸部および脇肋部の自覚的脹満感が原意であった「胸脇苦満」に新しい衣を着せ、季肋下に手を差し入れたときの抵抗および自覚痛を「胸脇苦満」と呼んだのも彼らである。

邪推に域を出ないが、これ以後時代の経過のなかで、われわれは腹診を重視し、肝胆病理の診断に古方派の胸脇苦満を用い、肝募たる期門を肋下期門とするのにいささかの心理的抵抗をもたなくなったのではなかろうか。そのおかげか（？）われわれは利湿に強い肋下期門を常用するようになる。こう考えると論拠はないが夢があってよい。ただし肋下期門が肋間期門に比べより日本の多湿な気候にマッチしたことだけは否定できないように思う。

（『中医臨床』通巻八六号・二〇〇一年九月）

あとから　**ポッケに疑問メモ**

同一名のツボでも地域により位置の違うものがある。当然、位置の違いが穴性の違いとしてあらわれないのだろうか？　という疑問が出よう。

疑問は認識の発展、理論の強化という点で決定的に重要な意味をもつ。疑問を解決する過程、つまり臨床的追試、歴史的考察、あるいは論理的新解釈などはすべて、認識発展と理論強化につながるからである。

臨床を真摯に行うなら、毎日一つや二つの疑問は出る。記憶に留める工夫がなければ、煩雑のなかに埋没するだけである。

ポッケには小さなメモ帳を入れる。必要な書籍類は手元に置く。問題解決はできるだけその日のうちに済ませる。解決後は短いキーワードで記憶に定着させる。創意工夫は十年の臨床経験を一年に短縮する。

初級から中級へ踏みだす

開業以来、長・短含め六十名ほどの研修生を受け入れた。ひとくちに研修生といっても基礎的素養にはかなりのバラつきがみられる。ところが臨床的問題点となると一定の傾向性を帯びてくる。

今回はおもに「初級～中級」にかけての臨床的問題点を探ってゆく。とくに「本の読み方」を題材としながら臨床と理論の乖離への対抗策を考えてゆく。また本の読み方はその理解を容易にするため、当院スタッフとの実際のやり取りを記す。だが、その前に「入門～初級」の時期で少し気にかかることもあり、そちらから簡述する。

入門～初級の問題点

一般に臨床は異なる三層構造からなる。簡述するとまずはじめに弁証、つまり証を立てる作業がある。そのうえに綿密な治療計画が載る。治療計画とは、略治までに要する時間、そのための最も適切な治療間隔、さらには配穴、あるいは先補後瀉か補瀉同治か、鍼・灸のいずれを選択するかなどが含まれる。

いわば治療上の戦略・戦術の立案書である。ここまでが理をもって頭で行う作業である。そして最後は治療技術でこの一連の理を表現するわけである。これは体を使った自己表現といえるだろう。ならば臨床ができるということは精密度の高い弁証能力のうえに緻密な治療計画が立ち、それを表現する確かな腕があるということにほかならない。

初学者に総じていえることは情報の収集能力およびその分析力の低さである。つまり最初の弁証の段階でつまづくのである。分析力のなさは初学者ゆえ当然として受け止める。しかし収集能力の低さは気にかかる。近頃、この傾向にますます拍車がかかる。カルテを記載する訓練をしていないのだから、という理由もわからぬでもない。それでも患者と呼吸を合わせることができるなら情報収集は十分可能だ。相手のリズムを崩さず、我を殺し、話しやすい環境をつくりさえすれば、相手は自然と口を開いてくれるものだからである。

問題は臨床家以前に横たわる「人間関係を構築する能力の欠如」にありそうだ。人とうまくコミュニケーションができない人がいるのには困る。

時代の空気がそうさせるのかもしれない。狭い人間関係から飛び出すことを無意識に拒否する姿勢すら感じてしまう。いずれにせよ患者の痛みに鈍であり、相手の気持ちが推し量れない人が増えている。

カルテを取ることは臨床に立つ第一歩である。それには「取る技術」か「痛みに染み入る心」がなければ有形無実となるは必定であろう。できれば技術とともに日頃から人の痛みに思いを馳せてほしいものだ。その思いがあってこその技術論という思いが日増しに強くなる。

とはいえ無い袖は振れないだろう。まずは情報収集力を上げるコツとして「書短聴長」を原則としてほしい。カルテの記載は図や記号をふんだんに用い、効率よくかつ短時間で済ませるよう努める。それにより空いた時間をでき得るかぎり眼と耳に振り向け、聴く作業に集中する。患者の身体から発する声を一滴たりとも落とさない、というくらいの構えでいてほしい。

詳細は『東医学研究』第一〇二号「臨床の創意工夫」にて述べてあり、そちらを参照していただきたい。

初級〜中級の問題点

つぎに収集した情報をいかに分析するかという問題に移る。

入門〜初級はいわば足腰の鍛錬期である。入門書や基礎書に当たり、深夜まで読みふければよい。頭のなかを質量ともに中医学で満たす。この作業を怠ると中途半端な臨床家になる。とくに中医は総じて理に強いため、実理から離れた用い方をすると始末が悪い。

それに比べ初級〜中級は型を作る時期といえよう。この時期は理論と臨床との乖離に悩むものである。当院のスタッフたちの悩みも、突然として起こる私の肝鬱顔を除けばここにある。

現実と理論の乖離は臨床を退くまで延々と続くテーマである。厳しいかもしれないが、これにぶつかり立ち往生しているうちは初級の域を出てはいない。平然と受け流せるようになれば中級である。

中級がおぼろげながら見えてくると本の読み方が違ってくる。初級者はおおむね基礎概念を憶えるために本を読む。それを実際の臨床で確認しつつ強固な概念に変えてゆく。だが、中級者は逆である。実際の臨床から本を読み込んでゆく。小生の方法は臨床書を参考にしながら現実の臨床を診る。さらに出た証と総論書を見比べ、自分のもつ基礎概念をより幅広いものにする。また、その概念をもってつぎの臨床に当たる。毎日がその繰り返しである。「総論と各論は臨床を起点に繰り返す」である。それゆえ必然的に内容の濃い総論書と臨床書が必要になってくる。

現在は、臨床書として『中医症状鑑別診断学』『今日中医シリーズ（内科・婦人科・外科など）』（とくに人民衛生出版社）をよく用い、総論書としてはおもに『実用中医臓腑弁証治療学』（学苑出版社）を用いる。ただし書名からわかるように、これを総論書として認めるかは議論の分かれるところであろう。

具体例：瘀血腰痛

当院では自分以外に二人のスタッフ、二人の長期研修生、それに神出鬼没な鍼灸学生が数名いる。スタッフのひとりが元獣医のMさん。論理的思考にすぐれ、正義感が強い。最近は狂牛病問題での政府のずさんな対応に憤懣やるかたない様子。彼女とのやり取りを通し、具体的な「本の読み方」を提示する。

今回の事例は、結果として彼女の血瘀腰痛の認識を一挙に進展させることになった。彼女のもつ血瘀の初期概念は例に漏れず「足首の捻挫のようなもの」であった。ズキズキした痛み・拍動痛・腫脹痛・痛みは夜間悪化・動則悪化・加温悪化などが主要症状である。正確にいえばこれは初期概念ではない。初期イメージといったほうが近い。あるいは内出血型の血瘀や血瘀の化熱したものを想定した概念といってもよい。少し頼りなさを感じたゆえ、患者が来る前に『中医症状鑑別診断学』（二〇〇〇年発行、第二版）の腰痛篇を小生と一緒に一読することにした。

結果からいうと患者は立派な瘀血腰痛である。

まずは先に一読しておいた『中医症状鑑別診断学』腰痛篇の瘀血腰痛の記載を以下に示す。一般化していないと思う箇所は翻訳した。

『中医症状鑑別診断学：腰痛』［瘀血阻絡腰痛：刺痛、固定痛、夜中増悪、拒按、舌質暗紫、脈渋。人により外傷歴がある］である。スタンダードな瘀血腰痛といえるだろう。

それに対し、患者の問診を終えた彼女の疑問はこうである。

「元来非常に強い肝鬱があり、今回は急性で痛みは刺痛じゃないけどズキズキした痛みで、固定痛、脈渋もあるので、瘀血（血瘀）だと思います。でも別段外傷歴もなく、夜はとくに悪化しないし、拒按はないし、舌も紫になっていないのですが……？」（本人の弁をそのまま記載する）

この類の質問を見逃しては指導する立場として失格である。これこそが中級への登竜門なのである。まず臨床書（各論書）から診断ポイントを拾い臨床に当たる。しかし現実には、このうちの全部が揃う臨床など滅多にない。年に数回あればそれこそ儲けものといった感じさえする。そこで現実の臨床と理論の間で埋めがたい距離感を抱くことになる。これが中級者なら診断ポイントに優先順位をつけたり、自己流の鑑別ポイントをもっているため、それほど悩む必要もないだろう。初学者はそういかない。根拠となる情報をできるだけたくさん手元に置かないと不安になる。それゆえ不揃いの情報からの証確定には自信がもてないわけである。

理論に現実を当てていたのでは証はつかめない。あくまで現実に対処しながら理論を運用しなければならない。本に書いていない事実など掃いて捨てるほどある。しかし、体からあらわれるものに事実でないものはない。

このようなとき総論書が役に立つ。彼女と『実用中医臓腑弁証治療学』の［第二章病因概述：第四節継発性致病因素：二瘀血］を見てみることにした。まず瘀血を続発性致病因素として括っていることから、二次病理として捉えていると読める。では瘀血を起こす一次病理として何があげられているかが気になる。ただし記載箇所は［第二章診断須知：第四節常見症状的鑑別診断：五瘀血証］であった。

瘀血の成因（原因）

『実用中医臓腑弁証治療学』によって簡述すると、①肝気鬱、②七情内傷、③気虚・陽虚、④外邪、⑤出血、⑥外傷、⑦痰瘀互結、⑧癰となる。また瘀血疼痛の特徴は「固定痛、拒按」とあり、とくに刺痛に限定したものとの印象を受けない。

となれば日頃から肝気鬱の顕著な患者が「気滞則血凝」の理により瘀血腰痛を起こしても何の不思議はない。よって外傷歴にこだわる必要もまったくない。また個人的には中医書の瘀血疼痛の記載は刺痛を全面に押し出しすぎるきらいがあり不満に感じていたが、この書はそれもない。むしろこの例のようにズキズキ感を主とするほうが圧倒的に多いという臨床的実感をもつ。これには彼女も賛同する。

このような操作と話し合いのなかから、彼女は以下のような結論を下した。そして自分の出した疑問に自分自身で答えたのである。

弁証

肝気鬱を一次病理とした二次的瘀血腰痛。

【舌質暗紫がでない理由】 まだ急性期にあり、肝気鬱の症状が混在する。しからば肝気鬱の舌状があらわれてもおかしくない。肝気鬱の舌状は一般に舌苔薄白である。それゆえ舌質暗紫がでるとは限らない。

【拒按がない理由】 外傷性の瘀血なら拒按は重要な情報である。しかし肝気鬱からのルートなら拒按よりむしろ「痛いけど気持ちがよい」という症状に傾きやすいのではないか（事実そうであった）。よって拒按に捉われる必要もない。また治療上は肝気鬱の除去が瘀血の治療としても有効なのではではないか。いわゆる気滞血瘀の治療が適当であろう。体重のかからない姿勢（寝た状態）での運動法も適うのではなかろうか。

【夜中悪化がない理由】 経験上は外傷性の瘀血は夜間悪化がはなはだしい。今回は肝気鬱の悪化が一次病理にあるわけだから、夜間に肝気鬱を悪化する条件があるときを除けば夜中悪化は顕著ではないのではないか。

【小結】 この一連の流れは彼女が瘀血の一般的イメージから出発し、瘀血腰痛の鑑別ポイントをつかみ、最後は本と格闘しながら、臨床と理論の乖離を埋めようと思考した過程にほかならない。その結果が本人なりではあるが、肝気鬱を一次病理とした瘀血腰痛の概念を獲得するにいたったのである。

最後に

臨床家である以上は常に悩みはつきものである。むしろ悩みがなくなれば、進歩が止まったか意欲が薄れたかである。いわば「臨床的老化状態」にある。若くしてこの病気にかからぬよう常に問題点を整理しておこう。

欠点を補強するもよし、得意分野を伸ばすのもよい。人にはそれぞれの個性に合った学習方法は必ずあるものだ。眼を凝らせばきっと見つけだせる。

筆者の場合は幸い師匠の助言もあり、「総論と各論を臨床を起点に漆塗りのように繰り返す」という方法が合っていた。この方法の特徴は時間をかけて塗れば塗るほど臨床家として色艶が出るところだろう。ただし日頃から人の痛みに思いを馳せていないと臨床家にあるまじき色があらわれるかもしれない。向上心が強ければ強いほど、内に眼を向ける力を養っておかなければ非常にバランスの悪い臨床家になる。

(『中医臨床』通巻八七号・二〇〇一年十二月)

あとから　**臨床の三要素プラス一**

九年前、初級から中級へのステップアップを意識した勉強会・三旗塾を立ち上げる。弁証能力の向上、治療計画の立案、技術の習得の三つの旗を掲げたので三旗塾と命名する。

弁証能力の向上を入門書のみに頼るのではいかにも心許ない。各証の主要症状を暗記する作業に終始すれば、試験の花になっても、臨床では仇花で終わる。

計画のない治療行為は、羅針盤のない航海に似る。勇ましいが無謀だ。憤死する。

技術のない臨床家は患者にとって迷惑千万、謙虚であれば救いようもあるが、日々の訓練を怠り、かつ根拠のない自信家なら、それこそレッドカードを出される日が近い。

さらにこの三要素は、臨床という対面が常となるなかではコミュニケーション能力を土台に成立する。鍼灸師は医師に比べ、世にいう権威というものがまるでない。ならば信頼を得るべく、コミュニケーション能力を高め、上記三要素を研鑽してゆくしかないではないか。

孟子に「一日これを暴《あたた》め、十日これを寒《ひや》さば、未だ能く生ずる者有らざるなり」とある。目的をもった学習計画とその実行を望みたい。

中級への登竜門

中医学の特徴を考えると、第一に理論の言語化に長じている点があげられよう。感覚の世界を重視する医術の世界にあって、きわめて論理的構造をもつ。「東洋医学中で最も西洋医学に近い構造」と評した知人がいたが、まさにこの点をついた鋭い指摘である。したがって中医学を標榜するなら、まずは言語化された一つひとつのアイテムをしっかりと憶えることから始めなければならない。これが基礎中の基礎になる。

一般的には基礎の次は臨床へと進む。臨床に長けるとは、一つに「弁証する能力が高い」という意味が含まれる。中医理論を柔軟に運用し、数ある症状を分析しながら証にまでたどり着く能力と言いかえてもよい。そこには確かな基礎理論のほか、情報の収集力およびその分析力の高さが必須となろう。とくに情報の分析は、自分の側に分析する基準をもたなければとてもできる作業ではない。

はじめのうちは教科書類などで得た診断基準をもって臨床に当たるようにする。記憶する―実践するを繰り返すわけである。いわゆる「診断の枠作り」の作業である。そのうち枠では収まり切れないような感覚が出てくる。総じて臨床の眼が広がったときに起こる現象だ。これが診断学における中級への登竜門となる。これを機に思考を重ねながら自分なりの診断基準を作るのである。なにも特別変わった基準を作るといっているのではない。公（公式）のなかで個（自由な発想）を泳がすようにする。

自己流基準とイメージ化

筆者の場合、分析する根拠を中医理論に置くも、いつかは「教科書を離れた診断基準」をもとうという意識があり、結果として分析力を高めることにつながったように思う。逆説に聞こえるかもしれないが、そのために本を読む。

たとえば七、八年前に作った語録の一つに「腰痛患者を仰向けにしたら膝とベッドの隙間を見ろ」というのがある。隙間があればあるほど腎虚の可能性が高いという意味で、たぶん教科書に載らない診断基準ではなかろうか。ただしこの程度の代物は教科書に載るほど一般化したものではなく、経験を積んだ臨床家なら誰でももつ。大事なのは、基準を作ろうと注意深く患者を観察することを習慣化できるか否かにあり、自分でつかんだものを言語化できるか否かにある。

もう一つ分析力をつけるのに役立つことは、頭のなかで病理をビジュアル化する癖を身につけたことだ。たとえば風邪や寒邪の特徴、あるいは腎陽虚の特徴などを頭のなかで絵としてイメージする。イメージ化のメリットは瞬時に患者の病理全体を掌握できる点にある。患者から想像した病理イメージと頭の引き出しに入れた病理イメージとが瞬時に合致することを経験する。このような訓練は臨床家としての感性（勘）を磨くことにつながる。

中医の臨床を行うには論理的思考のもと注意深い観察を習慣化するとともに、感性や勘を磨くことを忘れてはならない。ミクロ的思考（集中力）とマクロ的思考（創造力）を併走させることでこの問題をクリアできるように思う。

痹証腰痛を例にとり、自分なりの病理イメージと重きを置く診断基準を示したい。

［小結］

診断学における中級への入口は、教科書が間に合わなくなったときである。あまのじゃく的にいえば診断学の教科書類は枠作りのためにあり、最初から穴だらけなのである。その穴を見つけてゆくための工夫こそが診断力をつける道なのである。

痹証としての腰痛

急性腰痛でアポなしに飛び込んでくる患者の相当数が痹証に属する。痹証は一般に風寒湿あるいは風湿熱が体虚に乗じて侵入する。腰痛の場合、日頃から腎虚傾向のみられる人は容易に太陽膀胱経、督脈が外邪に犯される。さらに腰部周囲の気血両虚があれば外邪を経絡中深くに引き込み、はなはだしければ慢性腰痛に発展する。それゆえ急性なら痹証か瘀血が多く、慢性腰痛なら腎虚や気血両虚単独よりむしろ虚実挟雑証が多いといえるだろう。

また風寒湿熱はそれぞれ固有の性質を有する。一般的には二邪の性質が混合してあらわれることが多い。当院では腰痛なら寒湿証・湿熱証・風寒証の順になる。まずは一つひとつのアイテムをしっかり掌握し、それを臨床に重ねながら独自の診断基準を作ってゆく。キーワードは「基礎理論から離れない、でも基礎診断学からは離れる」である。

一、風邪による腰痛

① 風邪のイメージ

風邪が盛んなら疼痛部位は表層に近くあらわれ、深くなるにつれ寒邪の収斂性、湿邪の沈重性あるいは熱邪の熱性があらわれる。そのことから風邪は初期において強く、浅層部において強いという印象をもつ。学習初期の風邪イメージは「戦争時の切り込み隊長」であった。現在は少し違い「捨て石覚悟の特攻隊」のように思う。腰痛が長引くほど、深部の痛みであるほど風邪は死に絶える。少なからず長期化、侵攻化の過程においては次第に衰勢に向かうことは確かだ。

② 風邪の診断基準

風邪がらみの腰痛は最初にビリッとした痛み（軽度の走行性）や、何となく痛む感じがあり、数日後に本格的腰痛を迎えることが多い。本格的腰痛が出始めた頃には寒湿熱の邪のいずれかが盛んになっている。初発から重度の走行性疼痛をあらわさない限りは風邪の勢いは衰える。風邪と他邪の特徴の違いをみるだけでなく、発症や趨勢時期の時間差に着目すると臨床的理解が容易になる。また他邪と同時に侵入すると、その影に隠れているのかいないのかわからなくなるのも特徴といえるだろう。

○風邪は発症および趨勢期が他邪より早い
○風邪は初期および浅層部において威勢がよい
○風邪は他邪と重なると隠れる

二、寒邪による腰痛

① 寒邪のイメージ

寒邪のイメージは「向こう見ずな将軍」である。強力な軍を率いているが、陽動作戦や側面攻撃に弱い。つまり痛みの激しさの割には簡単に治ってしまうことが多い。

教科書によると強烈な痛みのほか加温減痛、加冷増悪を常とする。筆者の重視する点は収斂の程度である。寒邪の勢いが盛んなら強い収斂性があらわれ、わずかな伸展動作でも激しく痛む。はなはだしければ冷感、無汗を認める。肌肉は張り、圧痛や硬結が出現する。軽度の収斂程度なら筋表層部のこわばり程度で終わることもある。ただし伸展、動作開始直後や動作の変換は少なからず増悪する。

② 寒邪の診断基準

激痛・加温減痛・加冷増悪の三大症状に冷気に触れたなどの発症起因があれば、寒邪腰痛とみるのが一般的であろう。上記の収斂性に着目すると視点が広がりやすい。軽度の収斂状態では疼痛部位がかなり広範囲で、痛みもこわばり程度であることが多い。ちょうど葛根湯で効を奏する肩こり～背中にかけてのこわばりが背中~腰にかけてあると考えればわかりやすい。収斂状態が強くなるほど疼痛部位が凝縮され、そのぶん痛みが激痛へと変化する。

○寒邪の勢いは収斂状態でみる
○軽度の収斂=広範囲+こわばり
○重度の収斂=狭い範囲+激痛

三、湿邪による腰痛

① 湿邪のイメージ

湿邪は［頑固親父］のイメージである。酒が入るといつまでも小言をならべるそのしつこさと扱いにくさから連想したものである。いったん深部経絡まで侵入すると、本当にしつこく治しにくい。風邪、寒邪とも戦争にたとえたので、あえて合わせるなら［知略に富む宰相］といったところだろう。ボーッとしたイメージとは裏腹に呼応者を手なずけ、敵陣が乱れると一気に戦力を拡大する。体内でさまざまな形に変化しながらその実体はなかなかつかめず、知らぬ間に計略にはまってしまう。たとえば経絡中に血が少なければ、その間隙をぬって居座る。さらに気虚を兼ねれば推動力は低下し、それが祛湿力の低下に直結するためにさらに増殖する。経絡中に余剰の津液が停滞しているところへ湿邪が侵入すると、外湿は内湿と結託しますます意気盛んになる。一定量を超えた湿邪は容易に熱化し、沈重感のみならず激しい拍動痛を呈することがある。加えて素体の寒熱の違いが、それぞれ湿熱、寒湿に傾かせる遠因となる。このように虚実・寒熱の軸が複雑に交錯し、いっそうの治りにくさに拍車をかける。

②　湿邪の臨床基準

一般に沈重性を特徴とするため、腰が重い、何かを背負っているような痛みなどとなりやすい。ただし、体虚との兼ね合いもあり多様な表現があらわれる。そこで診断上は、惑わされやすい痛みの表現をいったんは横におき、陰天時および同一姿勢での悪化を最重要所見とみなす。痛みの表現はむしろ他病理との連動性を推理する手がかりとして用いたほうが現実的対処として望ましい。このときは濃度という視点をもつ。湿邪の濃度が高いと上記所見に加え拍動痛や激痛・折痛をあらわすことが多い。拍動痛は湿熱腰痛が多く、激痛・折痛は寒邪の寒湿腰痛が多い。気滞と相まって板状疼痛になる人もいる。血虚に乗じた湿邪なら、湿邪とはいえ患部に筋張った凝りを触知し、終日痛むことが多い。気虚との兼ね合いでは重怠さや重くのしかかる感じが強く、疲労悪化が加わりやすい。内湿との結託型は、内湿の原因となる病理、たとえば脾虚や腎虚があり、その症状が増幅する傾向をもつ。また内外湿の総和により外湿単独より早期に湿熱、寒湿に傾く。つまり早くに濃縮するようだ。やや湿熱に傾く者が多い。

○湿邪の断定は痛み方から入るな
○湿邪には濃度があり、濃いほど寒熱に傾く

四、熱邪による腰痛

① 熱邪のイメージ

熱邪の大きな特徴は熱性と腫脹感である。湿熱、風熱などはたいがい湿邪、風邪より熱邪の特徴が前面にあらわれる。その勇ましさや華かさから［王直轄の先鋭部隊］という感じをもつ。成立ルートには二つあり、直接に熱邪が侵入するか、他邪が熱化し熱邪に変化するかである。ただ腰痛に限っては他邪からの転校組が多数をしめる。戦略上、他邪から攻撃するか、熱邪を先に叩くかは体虚の度合いにより異なるが、熱邪にすばやく一撃を加えた後、熱邪の補給路としての他邪を料理するのが常套手段となる。

② 熱邪の診断基準

熱邪は他邪に比べ表にあらわれやすい。表証になりやすいという意味ではなく、他邪の上に乗っかり見た目にもわかりやすいという印象をもつ。一次病理としての熱邪は加冷減痛が顕著であるが、転校組ではやや加冷減痛する程度に終わる。熱性ゆえ拍動痛が多く、ズッキンズッキン、ズンズンといった表現を取りやすい。邪が浅層部に留まるなら他覚的に熱感がある。深くまで侵入すると他覚的熱感は消え、自覚としては熱感に鈍痛が入り交じったような感覚、あるいは奥から沸き上がる拍動感があり、いてもたってもいられなくなることが多い。一般に上記の症状を除けば舌紅、脈数あたりを診断材料として用いる。とくに脈数は顕著にあらわれる。ときに解谿・太谿・太衝といった下肢原穴付近の脈拍を強く感じることが多い。これは脈数と違い、浮緊といえばいえなくもないが、中から外に向かって脈が連続ジャンプする感じといえばよいだろう。

○熱邪は他邪の上に乗っかる
○熱邪は下肢原穴の脈にあらわれる

臨床家の三タイプ

臨床家には三つのタイプの人がいる。「頭で治す人」「身体で治す人」「心で治す人」の三つである。少し具体的な表現をとれば「頭で治す人」は理論に長け、かつ柔軟に運用する人。「身体で治す人」は技術力あるいは治療的腕力のある人。「心で治す人」は患者がその人の顔を見ただけでほっとするような雰囲気をもつ人といえよう。成功する臨床家をみると、総じてこの三要素のバランスがよいか、いずれかが突出する人に多い。

結語

中医系の臨床家は、その学問体系自身が理論にすぐれているという理由から「頭でっかち」とみられがちである。あえて否定はしないが全面的肯定というわけにもいかない。確かに基礎理論においての言語化は進んでいる。しかしすべての理論がそうであるように実践との間での乖離はつきものだ。中国で体系化された理論であり、日本で運用する場合は地域性の違いを考慮しなければならない。さらにいまだ導入から発展期にあるため、臨床的指導者がきわめて少ないという現実が横たわる。この状況は学習期間においてはかなり不利な条件といえるだろう。それゆえ創意工夫が必要であり、それぞれの環境に合った学習法を見いだすことが重要になる。

本から学びつつも問題意識をもった実践を繰り返すことを提案したい。自分自身がどのような臨床家を目指すかを明確にしてほしい。各自が集中力と創造力を携えながらわが道をデザインしてゆこう。

（『中医臨床』通巻八八号・二〇〇二年三月）

あとから

隙間を埋める

現場での実践を通し、見たこと、感じたことを極力に言語化し、いつでも取り出せる状態で頭にしまっておこう。

そういう習慣のなかで、ときおり本に戻ると、活字という面的表現が、実体と比べ隙間だらけであることに気づく。これがある意味でじつに面白い。

実体が醸し出す現象から、特定の思考法にもとづき、共通項や特徴を割り出し、一定の法則性を導き出したのが理論である。

その理論を駆使しながら、われわれなら偏りを平に戻し、結果として苦痛・違和感を取り去るのが治療である。

治療の対象は当然ながら生きるその人である。地球というさらに大きな実体から影響を受け、同じ人との間で、共生し、勝負もする。神に近い存在のようで、ときに猫より頭が悪い。必要以上の殺生をし、その翌日には夕日の美しさに涙する。

このような複雑怪奇な存在から発するすべての現象に一定の法則を見出すことは不可能のように思う。七、八割が解釈できれば十分である。

理論とは条件を限定した限りにおいて、有効性を発揮する。まずは教科書を立体的に肉づけする作業が出発点である。教科書の隙間を探せるようになれば中級の入り口と考える。百パーセントの完全無欠な理論を追い求めると袋小路に入る。

いかに弁証するか

実際の証を立てるという行為は臨機応変そのものであり、柔軟な頭をもって対処する。いうなれば試合なのだ。この試合では主訴を基軸に四診を駆使しながら病態に解釈を与えるまでを是とする。解釈を与える「物差し」に相当するのが弁証である。「論拠」といってもよいだろう。

中医では視点の切りかえを容易にすべく種々の弁証が用意されている。鍼灸師なら、学生時代に弁証という意識のあるなしを問わずに経絡弁証を学ぶ。その後に数年を費やし八綱弁証・気血弁証・臓腑弁証を修め、さらに痹証・皮膚病などに有効な病邪弁証、余力があれば六経弁証・衛気営血弁証へと移るのが最もスタンダードな学習法であろう。六経弁証・衛気営血弁証が余力的に扱われるのは、現実に急性熱性疾患がきわめて少ないという鍼灸院の特殊事情による。

これら種々の弁証を理解しないで臨床に臨むのはいささか無謀といわざるをえない。たとえばカーブやシュートの投げ方を知らないで試合に臨んだときのことを考えてもらいたい。常識を超えた速球を投げなければ抑えるなど不可能である。さらにいえば、カーブやシュートを投げることができても、その投げ時を知らない者もまた敗戦投手になる。

弁証が複数あるということは、その内容を知るとともに、その使い時を知ることが肝要になる。学習課程のように「まずは八綱弁証から……」というわけにはなかなかいかない。いままで感じてきたことを述べることで、中医学の魅力を伝えられればありがたい話である。

突出と拡散

八綱弁証→気血弁証→臓腑弁証の順に学習を進めてゆくと、その分析がより詳細になる過程であることに気づく。たとえば気血弁証で気虚としたものを臓腑弁証に載せれば、少なくとも心気虚、脾気虚、肺気虚、腎気虚に細分類する。つまり臓腑弁証は気血弁証に臓腑定位という軸が加わり、より鮮明に病態を捉えたものである。ときに経絡弁証も加わる。ならば臨床は臓腑弁証だけで事足りるかといえばそうでもない。

たとえば気虚のうち動悸・胸悶・気短・神疲乏力・自汗・悪風などが顕著なら心気虚と定義する。言いかえれば気虚のうちでも、心に関わる症状が突出したために心気虚と呼ぶわけである。しかし病態により、気虚的症状が特定の臓腑に集約せずに満遍なくあらわれることもある。つまり心気虚がちょっと、肺気虚がちょっと、脾気虚や腎虚もちょっとあるといった感じになる。二アイテムまでなら心肺気虚などでよいが、それ以上ならたんに気虚と呼ぶにふさわしい。このように病気にはある特定の方向に突出するものあれば、満遍なくあらわれるものもある。突出型の症状では、まず臓腑から先に定位できることが多い。それゆえ臓腑弁証に適う。満遍なくあらわれる、言いかえれば拡散的な症状には、臓腑定位は難しく、結果として気血弁証を採用する。ただし自分側にしっかりとした疾患別のマニュアルが用意されているなら、この限りではない。臓腑、気血同時に見えることが多いからである。型のない初学の頃は、どの弁証に載せれば病態がより掌握できるかを念頭に置きながら、問診に臨むことが肝要だろう。

○突出型には臓腑弁証
○拡散型には気血弁証

統合と分析

ここ数回のテーマは「いかに弁証あるいは分析するか」にあった。前回は自分なりの診断基準と病理のイメージ化について、前々回は分析力を上げるための本の読み方について話した。その総括的な意味合いが本論である。そこで前段では気血弁証と臓腑弁証の使い分けの一端を提示する。しかし基本は「見えたものを切り口に分析する」である。臨床は左右上下どこから入ってもよい。そのくらい柔軟に考えないと息苦しい臨床になる。ただし分析があまりに細部に入ると収拾がつかなくなることも事実だ。筆者なら分析する情報が百にも及ぶとまったくお手上げ状態になる。本音をいえば二十症状でもきつい。そこで、絶対というわけではないが、ある程度の量で収める工夫も必要だ。しかし質の悪い情報が混在したのでは困る。

この対抗策の一つが重要度の高い症状を列記する方法である。この方法は本シリーズでもたびたび登場したが、主訴にまつわる情報を重要度の高いものから順に並べ、一定の仮説を立てるというものである。重要度の判定基準は「関連度」と「異質度」に置く。関連度とは、もちろん主訴との関連の高さをもって有力情報とする。ケースバイケースではあるが、疼痛表現・悪化因子および解緩因子などがこれに相当し、次に発症時期や同時併発する随伴症状と続く。異質度は通常の状態では考えにくい、あるいはとても目立つ症状、漢方的な言い回しなら陰陽虚実表裏寒熱の平衡状態である平人からより離れた症状を指す。

一例をあげてみよう。七十五歳のご婦人で、主訴は腰痛である。

症状：十数年前から徐々に悪化、発症時にとくにきっかけはない。腰部隠痛・疲労悪化・夕方悪化・休息後緩解・食後嗜眠・夜間尿三回・足根痛・足首のむくみ・食欲あったりなかったり・入眠正常・肩こり・冷え症・胃腸が弱い・数十年前に肘の骨折歴。息子の会社が危ない、嫁と仲が悪いのでストレスが溜まる、戦時中にこちらのほうに引っ越した、子供は三人など。整形外科の診断は腰椎変形である。

関連度：一般に患者の言葉には清濁が入り混ざる。ざっと一読すると腎証・脾証を疑うだろう。あるいは精神的な抑鬱状態から肝証の疑いも否定できない。もちろん臓腑の虚実まで見えればそれに越したことはない。臓腑証が先に見えたことから臓腑弁証に載せる。主訴との関連度から有力な情報をピックアップすると、徐々に悪化・発症起因が不明瞭・腰部隠痛・疲労悪化・夕方悪化・休息緩解など、随伴症状として食後嗜眠・夜間尿三回・ときにある足根痛・軽度の足首のむくみがあがる。肝証を思わせる抑鬱状態は腰痛との連動が認めにくいことから除外する。

解析：腰部隠痛・疲労悪化・夕方悪化・休息後緩解から気虚腰痛と読める。徐々に悪化は気虚を強化する情報と考えよう。発症起因の不明瞭さは外邪や瘀血を否定する一条件になる。これに随伴症状を加味すると腎虚・脾虚・さらに湿困脾胃に絞られる。足根痛・夜間尿・足首の浮腫を考慮すれば腎虚〜腎陽虚、食後嗜眠・足首の浮腫に重きを置けば脾虚が浮かんでくる。随伴症状だけなら湿困脾胃と読めなくもない。しかしこれとて湿邪腰痛の状態を呈していないことから否定する。

異質度：主訴関連情報のなかから、異質度の高い情報つまり平人の状態からより離れた症状を探せば、夜間尿だろう。〇〜一回というならば、われわれでもお酒を飲んだ日などに起こりえよう。しかし毎夜三回となるとかなり有力な情報となる。軽度とはいえ足首の浮腫も有力な情報だ。平人状態では浮腫はない。それが足首限定なら腎虚の有力な情報源になる。ただしこれはあくまで筆者の見解であり、一般論ではない。

統合：最後は証という名のもとに統合する。患者の雑多な情報から、まずは脾証・腎証・肝証がみえた。そこで主訴関連情報を絞り、臓腑弁証に載せると腎虚か脾虚のいずれかになる。これに異質度が高い情報としての夜間尿と足首の浮腫を考慮すると腎虚腰痛という仮説が立つ。この時点でもう一度患者との会話を点検し、再度全体の統合性をはかる。食欲のむら、胃腸の弱さと腰痛と連動するかどうかを確認する。つまり脾虚状態が悪化すれば腰痛悪化を見るかの確認を取る。あれば脾腎両虚、なければ腎虚単独とする。また冷え症がどの程度なのかを聞き直し、異質度が高い、この場合なら重度冷え症でかつ下半身に限定するなら腎虚を腎陽虚に変えることになるだろう。結果としては脾虚と腰痛の連動はなく、冷えも重症といえるほどではなかったので腎虚腰痛とする。この仮説をもって脈・舌・

腹を診て仮説から確認へと移行した。

これは筆者の頭で行う作業を極力忠実に言語化したものである。混沌とした状態から一定程度の道筋をつける過程でかなり試行錯誤する。こんな絵に書いたような腎虚ですらそうである。この一見論理を振り回すかのような、ありていにいえばグチグチした感じが、感覚的に中医学を受け入れ難くする要因の一つになろう。しかし絵に書いたような腎虚でも、実際目の前にいる患者がそれかどうかは、確証をもって肯定なり否定しなければならない。

情報分析は証を確定するために必要な作業である。しかし、情報量が巨大になりすぎたり、微に入り細をうがつと、証として統合できなくなるというジレンマに陥ることもある。「関連度」と「異質度」は統合のキーとして役に立つことが多いので記憶に留めてもらいたい。

○問診でみえたものから分析する
○雑多な情報から関連情報と異質情報を取り出し分析する
○仮説を立て再度検証を試み一定程度の統合をはかる

異質情報の見分け

患者の話を注意深く聴いていると、「心に引っかかる会話」に出くわすことがある。この引っかかりは重要である、何か違和感を覚えたに相違ないからである。たとえば昨日、主訴が頸痛の患者から「食べたくないのですけど、食べなければいけない」という一言が漏れた。この「いけない」という部分に強く引っかかりを憶えた。つまり意に反した行動を強いられるというふうに聞こえたのである。認知↓行動が人の常なら、その不一致は肝気鬱の有力な原因になる。この一言がきっかけになり、患者の全体像が肝気鬱で彩られていることが判明した。この情報自身は頸痛の関連情報ではなかったが、異質情報として心に引っかかったものであった。異質情報は関連情報のなかにあるとは限らない。

また「朝、ヨーグルトで胸やけする」という会話にも出会った。これは面白い。まず朝食でヨーグルトしか摂らないのは、食べたくないのか、食べる時間がないかのどちらかであろう。しかも油物ではなくヨーグルトでの胸やけである。昨日のことなので確たる見解はないが、肝胃不和で少量の酸味も受けつけないのか、胃陰虚でまったく食欲がないところへ食物を入れたため、胃気上逆を起こしたかのどちらかであろう。肝気鬱による心労を主訴とした患者であり、他の症状と合わせ肝胃不和の有力な判定材料とした。

このように引っかかりは、なにも会話に限ったことではない。二週間ほど前から通っている腰痛患者は、本来前弯すべき腰椎が二センチは後方に隆起する。よく見るとその上の胸椎下部あたりが妙に凹んでいる。個人的見解では凸部より凹部が重要である。血虚・陰虚の有力情報と捉えている。心血虚（陰虚）では肩甲間部あたりの背骨が凹み、胃陰虚では胸椎下部〜腰椎上部の背骨が凹みやすい。ただし長期に渡る場合に限る。この患者は九年前に胃癌歴があり、諸症状から加味し胃陰虚〜腎陰虚と捉えた。

○心に引っかかることは大事に扱おう

○異質情報が関連情報のなかにあるとは限らない

症状より定義

情報を分析する際にもう一つ重要なことがある。証の定義を十分に押さえているかという点である。中医書などで挙がる症状はその証の代表的症状にすぎない。したがって、その症状の羅列で証を認識すると臨床では思わぬ落とし穴にはまることになる。

冒頭の心気虚を例にとると、『中医証候弁治規範』（人民衛生出版社）では「心気虚証は心気の不足のために起こる心気の推動力および固摂力の低下状態」と定義されている。具体的症状は、推動作用が低下すると、主要症状として動悸・気短・神疲乏力・副次的症状では胸悶・胸部隠痛などがあり、固摂力の低下では自汗・悪風とある。これを記憶するのは大いにけっこうなことであろう。知らなければ患者の言葉から心気虚を推理することは、とうてい可能とは思えない。しかしこの症状がなければ心気虚といえないかといえばそうではない。統計処理から有効率を導き出す立場にある者が、一定の枠づくりのため動悸・気短および動則悪化（動くと悪化）をもって心気虚とするというなら理解もしよう。しかし臨床家を目指すならもっと柔軟な頭を要求したい。

結論からいえば、定義に適う症状があらわれればすべて心気虚なのである。極論すれば動悸がない心気虚もある。たとえば肩背部に隠痛があり、動則悪化し、全身の倦怠感が強いなどという心気虚、背部にぽっかり穴が空いた感じがあり、そこのみが悪寒するという心気虚などがある。以前に些細なことで涙する患者を見たことがある。これが主訴であり、心血虚による配穴で奏効した。この例も心血虚の代表的症状である動悸（心悸）・多夢・不眠は一切ない。

まずは証の定義を把握しよう。患者の訴える症状がその定義なら起こりうるかどうかを強烈に意識してもらいたい。くどいようだが、教科書類に記載される症状はあくまでその代表的症状にすぎない。となれば学習段階でも代表的症状をもって証の認識をするのではなく、病理機序をもって証を認識するという姿勢が問われるのではなかろうか。

○症状の羅列をもって証を認識しない
○病理機序をもって証を認識する
○病理機序に適合するあらゆる症状を包括したものが証である。

要約

一つの判断基準のみをもって事にあたるのは容易な作業ではない。それでも治すことはできよう。ただし相当の修練を要する。

人の性格が多面的であるように、病気の成り立ちもまた多面的である。中医学のように判断基準を複数もつことでこの修練期間を短くすることが可能だ。また努力・根性・忍耐・センスに頼らなくともすむ。ただし弁証の使い分けという新たな問題も生じよう。症状の突出と拡散をキーに臓腑弁証と気血弁証を使い分けるという手法は一考である。ただし慣れてくれば、まず臓腑弁証を主体に考え、対応しなければ気血弁証に切りかえる、というほうが現実的対処ではある。もちろん痹証などなら初期においては病邪弁証から、慢性化したケースなら病邪弁証を意識しながらも気血弁証・臓腑弁証を考慮するといった姿勢は問われるべきではある。経絡弁証は各弁証を補完する形で存在しよう。

次にどの弁証に載せても、最終的にはそれを分析し証を導かなければ話にならない。関連と異質という軸から有力情報を拾うと分析が容易になる。統合が可能な範囲で、より質の高い情報が集まると言いかえてもよい。異質な情報という耳慣れない表現をとったが、理解しにくければ心に引っかかる情報と読み直してはいかがだろう。

それでも証が立たないことだってある。一つは証の定義がわかっているようで、その実かなり曖昧に理解するからである。心気虚を心気が虚した状態と説明したら、鈴虫を鈴の音のように鳴く虫といっているのと何ら変わらない。学習段階では代表症状を記憶することは重要である。加えて証の定義を明確にすることはもっと重要なのである。

以上を踏まえ試合に臨むにあたり、その練習方法も再考してもらえるようなら本望である。

（『中医臨床』通巻八九号・二〇〇二年六月）

皇帝ペンギンを真似る

皇帝ペンギンは百二十日もの間、絶食し子育てをするそうである。本能に従うのみとはいえご苦労な話である。

一方われわれは自身の意志で鍼灸の道を選ぶ。自身の選択である以上、学を研鑽し、技を磨き、経験を重ねるのは当然の道であろう。

ある先輩が「鍼灸師の食えない社会が理想だ」と言ったのを思い出す。世の中から病人が消えるという意味で理想の社会ということである。また『論語』衛霊公には「君子は道を謀りて食を謀らず」とある。

何のためにわれわれ鍼灸師は存在するのだろうか？

皇帝ペンギン並みに本能で精進しています、とまで言わないまでも、患者の益のため精進するのは、努力というより義務に近いという思いはある。義務を怠るなら、ただの怠慢でしかない。

とはいえ二十一世紀の医療の末席に身を置きながら、一本の鍼と一握りの艾という非力な道具にしか持ち合わせていないという現実も横たわる。この道具のみであらゆる患者に対応するわけであるから、考えようによっては皇帝ペンギン並みにご苦労な話ではある。ならばここは開き直り、命を張って子育てするペンギンに倣い、非力な道具の精度を上げてゆくしかない。黄帝に私淑するも皇帝を模倣する。ここまで来ると義務ではなく強固な意志という感じになろうか。強固な意志で、患者から笑顔や謝辞をいただけるなら、もう幸せ者というしかない。かなり素敵な職業である。

生きた配穴への道

臨床家は必ず取穴の際に何かしらの根拠あるいは目安となりうるものをもつ。代表的な取穴の基準としてはツボの反応・弁証・脈状・解剖学的見地・病名（症状）などがあげられよう。ほかにも筋肉の起始・停止をフォーカスする者、血脈を狙う者、友人の一人は肉眼で捉えられないほどの微細な皺の深さに着目し鍼を打つ。いずれの基準を用いるにしても、その背後には膨大な体系が隠れている。

中医学や経絡治療を標榜するなら、おのずと証にしたがい取穴する道を歩もう。そうでなければ弁証派の体をなさない。両者の違いといえば、経絡治療は「腎虚なら経渠と復溜」のように証が即座に取穴と連動するのに対し、中医では証から治法を導き、治法と穴性をすり合わせるという手法をとる。けっして証が確定したら取穴も決まるという構造を持ち合わせてはいない点には留意したい。治法と穴性が合致すればすべて可である。この点に関しては恐ろしく開放形の体系といえよう。

認識の変化

一、教条主義的弁証取穴

教科書類では、その証の常用配穴あるいは代表配穴という形で二〜五穴ほどのツボをあげる。初学の頃は、常用の意味を取り違え、記載されたツボを忠実に取穴したものだ。効を奏するときもあるが、無効のときも少なくない。もちろん技術力に問題はあろうが、それを差し引いても手応えは薄い。技術力を上げればこの問題は解決すると思い、常用する鍼を寸三・二番から寸三・〇番に切りかえる。〇番を選択した理由は、ひとえに細心の注意で打ったためであり、皮下の小さな変化を捉えようとしたからにほかならない。腕力で治療したければ〇番は似合わない。K-1選手が子供用の茶碗で飯を喰らうようなものである。〇番はドーゼの少ないぶん、技術にかかるウェイトが高くならざるをえない。二番時代よりツボのスポットを小さく限定できるようになるが、それでも実感は湧いてこないのだ。

二、教条主義的弁証取穴＋病名取穴

臨床も数年経つといろいろな試行錯誤をする。中医を目指して以来、封印していた病名取穴が復活する。ありていにいえば中医の前は病名取穴しか知らなかっただけである。

頭痛の風池、肩こりの肩井や膏肓、解熱の商陽、あるいは胃脘痛の裏内庭などが代表的な病名から導くツボである。以前にも書いたが、脾虚の頭痛に脾虚証として中脘・足三里・脾兪を取り、頭痛の風池を加えるといったやり方である。こういう取穴は誰しも一度は試みるのではないだろうか。肝鬱頭痛なら中脘・足三里・脾兪が膻中・内関にかわり、肝鬱化火なら膻中・絶骨に、肝火なら膻中・行間になり、風池は動かない。また脾虚頭痛ではなく気虚（脾虚）発熱なら、たとえば中脘・足三里・脾兪に商陽を加えるわけである。

この取穴パターンなら、主訴をピンポイントするぶん、多少の治癒率アップが期待できよう。ただし問題点も残る。取穴があまりに固定化するため、治法と穴性をすり合わせる際に考えうる多様な配穴を否定してしまうことにならないかという危惧がある。

三、弁証取穴群

ツボの固定化を防ぐべく各弁証別にいくつかのツボを用意する。証別の取穴群といったところだろう。あまり多すぎては煩雑になるので十穴を越えない程度が望ましい。

証が決まったら取穴する可能性のある十穴ほどの反応を逐一探ってゆく。そしてより対応する反応状態にあるツボを取穴する。脾虚なら軟弱感あたりを目安に二、三穴選択する。左右の反応も比べ、より軟弱なほうのみに刺鍼する。〇番鍼ならその軟弱感のなかからより小さな糸状の凝りを探る。たいがい皮膚の皺に沿った方向で糸状になる。ここを狙い打ちすると気持ちよい響きが生まれやすい。

ツボの選定は、まず穴性がふんだんに載る教科書類からピックアップする。さらに臨床のなかから書きかえを行ない徐々に強固なものへと導く。書きかえといっても、反応があまりあらわれないツボを消去する作業になることが多く、現実には五、六穴に集約していく過程をとるだろう。教条主義的数穴より、同じ数穴でもより実感のある数穴である。「ツボを手中に収めた感じ」といってもよい。

また、このような作業中に思わぬ副産物に出合う。一つはあるツボが特定の病態で反応をあらわすという事実である。脾虚群のなかからより軟弱感のあるツボを探そうとするとき、たとえばそれが足三里なら、患者は脾虚でも下肢倦怠感が強く、疲労により食少傾向がある。この傾向がもし一般化できるなら縦軸に穴性を置き、横軸には症状を置くことが可能ではないかと期待する。つまりA症状に効く健脾補気のツボ、B症状に効く健脾補気のツボといった臨床的感覚ができあがる。もう一つは同じ脾虚群から足三里を拾ったとき、予想に反して軟弱感ではなく堅い硬結をあらわす患者がいる。解釈の問題は残るが、これを実証反応と読み、注意深く経過を追うと、日頃は食後嗜眠、全身の倦怠感などの脾虚症状を訴えるも、ときおり肝の疏泄が失調し容易に胃脘痛をあらわす人に多い。いわば潜在的肝脾不和あるいは肝気犯胃の患者に足三里の硬結が多いのである。しかし治療時は脾虚しかあらわれておらず、読み方次第ではツボの反応から患者の次の病理的展開を読めるのではと思うとワクワクする。

体系の確立

ここまでくるとツボがかなり多面的要素をもつことがわかろう。指頭の感覚や自らの思考のなかで、その解釈を与えるにすぎない。その解釈のなかでもわれわれが与える二つの柱は穴性と症状であろう。たとえば商陽は風熱襲肺に効き、解熱作用がある。穴性なら宣肺清熱であり、症状なら発熱である。

この違いは使い手の意識にある。そこで取穴の背後にある体系がものをいう。宣肺清熱の意識で商陽に刺絡するなら、発熱はおろか咽痛、頭痛、ときに咳嗽まで治療の守備範囲となる。たとえ咳だけ残っても、出血量に問題はなかったか、などの反省ができる。一方、解熱という意識のみで使うこともある。否定するものではない。これのみで用いるならただただもったいなく思う。仮に咽痛・頭痛・咳嗽が消失しても偶然としか思えないからである。解熱さえかなえば反省する機会も与えられない。確たる体系の有無はこんなところにもあらわれるのである。「臨床経験をしまうタンスが体系である」「体系を指頭で表現するのが取穴である」。初学者はこの意味を十分かみしめてほしい。しっかりした体系があれば自分の経験をいつでもしまい、そして引き出せる。砂上に体系を立ててはならない。

ツボの立体像

先に述べたようにツボは多面的要素をもつ。もういちど商陽を例にとるなら、宣肺清熱の効と解熱の作用がある。一般的な言い回しなら本治法で宣肺清熱、標治法は解熱として用いることになるだろう。これはほとんどの臨床家が認めるところである。本治・標治を証と症状に置きかえ固定化したのは経絡治療以来の日本鍼灸の伝統の一つである。筆者は最近この間に病理を挟むことにしている。標本を因果と考えるなら、証と病理も因果であり、病理と症状もまた因果である。これを認めるなら風熱襲肺と発熱の間にある肺気不宣や肺気上逆という病理状態に効があっても何ら不思議ではない。以上から展開すると次のような推論が立つ。

①風熱襲肺の諸症状に効く
（発熱・咽痛・頭痛・咳嗽など）
②肺気不宣の諸症状に効く
（胸悶・胸痛・呼吸不利など）
③肺気上逆の諸症状に効く
（咳嗽・喘息・多痰など）
④解熱作用

一般に証は病理に比べ上位概念にあるものである。この場合を読めばわかるように風熱の邪が侵入した結果、肺気不宣や肺気上逆が起こる。それにより胸悶・胸痛・呼吸不利・咳嗽・喘息・多痰などがあらわれる。ただし、風熱の邪以外で肺気不宣や肺気上逆が起こらないかというとそんなことはない。風寒は無論、肺気虚や肺陰虚だって容易に起こる。ならば病理から効能を導くという立場をとるなら、風寒犯肺や肺気虚の際の肺気不宣や肺気上逆にも効いてもおかしくはない。これによりかなり効能が増える。もちろん井穴としての特性や実際の臨床経験のなかで疾患の絞り込みを行なってゆく。商陽は井穴である。急性期に効く。清熱の効が高い。したがって現実には熱証を伴う肺気不宣や肺気上逆に効くという感覚がある。もう一度要約すると以下のようになる。

①風熱襲肺の諸症状に効く
(発熱・咽痛・頭痛・咳嗽など)
②肺気不宣の諸症状に効く
(胸悶・胸痛・呼吸不利など)
条件:風熱、痰熱、肺陰虚による肺気不宣でとくに急性期
③肺気上逆の諸症状に効く
(咳嗽・喘息・多痰など)
条件:風熱、痰熱、肺陰虚による肺気不宣でとくに急性期
④解熱作用

さらに、可能性だけを示唆すれば、風熱が経に侵入した落枕、頸痛などには主穴としてなりうる。

最後に

ツボに解釈を与えるのは自分がもつ体系である。意識次第ではさまざまな展開をみせる。いったん思いっきり拡大してみることも一考と思う。筆者は従来よりの私見である証と症状の統合に、病理という視点を加えてみている最中である。そこから新たな問題意識も生まれてこよう。たとえば先の商陽と止咳定喘の常用穴である天突との肺気上逆時における咳嗽の治癒率の比較検討などもできよう。その積み

重ねのなかから再度集約を試みる。出来上がったものは教科書とは似て非なるものとなる。

（『中医臨床』通巻九〇号・二〇〇二年九月）

あとから　**技術と一体化した穴性**

配穴の主要な論拠は穴性にある。穴性はツボの特異性、いわば個性のようなもの。その個性を十分に引き出すのが技術である。

個性は存在に意義があり、知ることに意味がある。

技術は運用に意義があり、できることに意味がある。

知ることにも段階がある。はじめは記憶に留める段階、つぎに四字熟語を解読して深く知る段階が訪れる。このおり病理的知識が不可欠である。ツボに精通した段階といえよう。さらに経験からくる実感が加わると会得・体得の段階になる。これが技術と一体化した穴性論の段階であると定義する。

経絡を補う際のポイント

気の視点から人体をみると大きく経気と臓気（腑気）がある。さらに臓腑にもレベルの異なる二つの気が存在する。「肝は疏泄を主る」「脾は運化を主る」などのようにその器に沿った働きをする気、いわば機能としての気と、臓腑そのものの実体を維持する気である。正確には前者を臓気と呼び、後者は広義的には営気と呼ぶにふさわしい。この営気の源の一つが腎奥深くにある元気（真気）である。生命維持に最も必要な気である。

補気とひとくちにいっても、経気を補うか、臓気を補うかあるいは元気を補うかでは、その取穴や技法が少し異なるのではなかろうか。以下数回にわたり経気・臓気・元気の順でその補法の際に感ずるところを述べる。今回は経絡を補う経補について論じてみる。

経絡は循環が命

経気の最大の特徴は、なんといってもその循環性にある。下世話な物言いをすれば「動いてナンボ」

の気である。いかなる理由にせよ停滞は即座に病理になる。脹満を主とした気滞病理である。過度の緊張・抑鬱感・不快感を因とすれば肝気鬱、同一姿勢や運動の不足からならたんに気滞、それが特定経絡に集中してあらわれれば何々経の気滞ということになる。おおむねその時間過程では、疼痛表現は脹満から鈍重、さらに酸軟に変化する。証でいうなら気滞から気滞気虚、そして気虚へと変化する過程とかなりの割合でリンクする。

脹りとも重さともつかぬ感覚があり、疲労とともに悪化するなら代表的な気滞気虚である。だるさが主体となり、疲労悪化はもちろんとして、強く休息を欲し、筋惕肉瞤《きんてきにくじゅん》〔筋肉がピクピクする〕などがあらわれ、でも特定の臓腑症状がないのであれば、経絡の気虚あるいは気血両虚である。鍼灸院には比較的多い患者層であろう。というより駅の階段を下を向きながら荷を背負ったように上る宮仕えの人々の本質的病理という気がしないでもない。

按摩とは

筆者の回りには腕の良い按摩師が多数いる。彼らの指は経絡の凹凸を平均化するという点においては魔術師のごときである。過去一人しか出会ったことはないが、その指はものの数分で小生から余分な力を抜き取り軟体動物のような感覚を与えてくれた。この感覚はなにものにもかえられない。「気持ちがよい！」を数段越えて「このまま死んでもよい」という感覚に近いのだ。

これを鍼灸に応用すると、まさしく経絡の調気そのものだと思う。按摩師は、気滞であれ気虚であれ、その指先の感覚で弁証しながら調気する。鍼灸術でいえば得気を求めたのち、その響きをより遠くまで運ぶ手技をもって代用すべきと考えてみてはどうだろうか。行気という言葉にその意をもたせたい。

「体験は知識を強化する」

以前より諸先輩方から「医療の本質は治すことと気持ちよくすることである」と耳たこをもって聞いてはいたが、先の体験時ほど実感したことはなかった。それまで気持ちよさをハードなものに求めすぎていたように思う。たとえば相手を否定しない会話、院内の清潔感、さわやかな笑顔など……、それはそれでよいのだが、技術のなかに気持ちよさを求められないかと考えるようになる。

経補のポイント

前述した経験や日常の臨床のなかから、現状では以下のように考えるようになった。まず臨床では経絡証と臓腑証がある。経絡証はより線（調経）を意識し治療する。臓腑証は線を意識しないわけではないが、おもに点（ツボ）の作用をもって治療する。そこで臓腑の虚がなく、経虚のみの場合は調経を意識する。具体的には、その経のなかから「通経活絡」の効が強いツボを選択し、より遠くまで響かせるように打つ。補でも瀉でもなく、あくまで行気という意識で行うのである。患部まで響くと患者は非常に心地よい感覚をもつ。ちなみに経絡の気滞・血瘀・津液停滞でも同様の意識で行う。

もちろん臓腑の虚と混在したタイプもある。軽度の臓腑の気虚では気虚気滞を起こしやすい。とくに肺・心・胃にはその傾向が強い。たえば軽度あるいは初期の肺気虚では気短・咳嗽とともに背部の脹りがあらわれる。長期化に従って背部は重さからだるさへと変化する。つまり肺周辺の絡脈は気滞から徐々に気虚に傾く過程とみることができる。このような折りは肺気虚として補肺のツボを取り、周辺の絡脈の気滞や気虚には、たとえば肩甲間部なら膀胱経、小腸経のうち「通経活絡」の効の強いツボを取る。「気持ちよい響き」と「より患部にまで響く」の二つを意識しながら打つのである。

経絡証には補瀉より調気が先にある。術としては行気という意識が先にある。固定化した虚実として捉えるより、大循環のなかで起こった偏在現象として捉え、とにかく気をめぐらすことが重要なのである。

通経活絡のツボ

ツボのなかには、臓腑に効きやすいものと経気を循環させやすいものとがある。もちろん比較すればという話であり、実際の臨床では病理局面や技法の用い方でその双方のどちらかに効かせようと意図することになる。以下は各経のうち比較的行気作用の強いツボである。『十四経穴性発揮』（東医針法研究会編）の中から「通経活絡」の記載が多いツボを選び、臨床過程で取捨選択したツボを記載した。

①手の太陰肺経：尺沢

②手の陽明大腸経：合谷・偏歴・上廉・曲池・臂臑

③足の陽明胃経：足三里・上巨虚・条口・下巨虚

④足の太陰脾経：陰陵泉

⑤手の少陰心経：少海・通里
⑥手の太陽小腸経：後谿・養老・支正
⑦足の太陽膀胱経：患部取穴・大杼・委中・委陽・承山・崑崙
⑧足の少陰腎経：交信
⑨手の厥陰心包経：天泉・曲沢
⑩手の少陽三焦経：中渚・外関・支溝
⑪足の少陽胆経：風池・肩井・環跳・風市・陽交・絶骨
⑫足の厥陰肝経：中都・曲泉

まことに大ざっぱな分類だが、陽経のツボのほうが行気、つまり「通経活絡」の効が高い。比較して陰経のそれは臓腑に効きやすい。現実にも経絡証は陽経にあらわれるケースが圧倒的に多い。

調気の手技

経絡を通調する手技のポイントは、前述したように響きの気持ちよさと、より患部にまで響かせることにあると思っている。本来、手技の問題は臨床家個人に帰属する問題であろう。常用する鍼の番手、自身の手の大きさや器用さ、さらにいえば運動器疾患の患者が多いとか、精神疾患が多いとかなども異なるため、これが決め手の手技だ！　というものなどないように思う。いや、ないと断言する。参考になるかどうかはわからないが、筆者の場合は以下のようなイメージをもっている。経絡の虚を例にとり説明する。

①同経の行気性が高いツボのなかから圧痛や凝りを指標に一点選択する。圧痛といっても気持ちのよい痛みが多い。臓腑の虚の場合は軟弱感や湿り気を指標にツボを選択するので、この点においては臓虚と経虚は大いに異なる。

②皮下で釣り糸より少し太めの凝りを見つけるまで刺入する。

③凝りを見つけたら鍼尖をほんの少し引き上げ、凝りとの間に触れるか触れないか程度のわずかな隙間を作る。

④鍼尖とのわずかな隙間を一定に保つつもりで、上下に短い雀啄をする。イメージとしては釣り糸状の凝りを上下に揺らしながら釣り糸全体に波状を作り出す感覚である。それでも響きが遠くまで行かないときは、捻転の補法で、さらに響きを遠くまで至らせる。

最後に

一般に補瀉は虚実に対応するものである。ただし経絡証は虚実の前に行気の意識を持ち込むほうが、治癒率が上がるのではなかろうか。臓腑の補気ならツボのゆがみを元に戻す感覚の術が多く、その過程で得気を得ることになる。比べて経気の補気は得気を求めるという意識より、強く経気の循環を意識する。より遠くへ、より気持ちよくを忘れないようにしたいものだ。
次回は臓腑の補気について考えてみたい。

（『中医臨床』通巻九一号・二〇〇二年十二月）

あとから **疑問連鎖**

経絡をたんに気血のルートと考え、臓腑の従属物として扱う人がいる。論者はこの臓腑偏重主義とでもいうべき立場には汲みしない。

臓腑と経絡はあくまで質の違う二系統と考える。それゆえ、病位が経絡にあれば通経を意識し、臓腑にあればその虚実を意識する。

通経の際、はじめに意識したのが循環の妙である。そこでは按摩師の手から教わることが大であった。つぎに深度という問題にぶつかる。たとえば太陽、少陽、陽明は表の外面、表の中、表の内面を走行すると考えられる。六経弁証の応用篇であるが、三陽経の深度にわずかな違いがある点に着目する。

この微妙な違いが症状にもあらわれる。一例だが口腔の外・中・内に湿熱の邪があると、それぞれ口渇、口苦、口粘を呈するのではないかと考える。要は「ひとつの問題提起はさらなる問題を提起する基点になる」ということである。

信仰的配穴からの脱皮

ひと昔前にブランド信仰なるものがあった。知人のリサイクルショップ経営者によれば、セール品の売れ筋は昔も今も海外の有名ブランドバッグだそうだ。つまりバブル崩壊後もこの信仰は根強く続いているらしい。

過度にブランドにこだわる理由はひとえに勉強不足にある。バッグなら良質なバッグとはどういうものかという知識がまったく足りない。要は自分で選択する眼が育っていないのである。バッグだけの話ではない。上は東大信仰から下は関鯖信仰まで枚挙にいとまがない。

とかく知識がない、自信がないときには、確たる信念もないままに信仰をもち、かつそれに踊らされやすい。

筆者が中医学を学習し、最初に抱いた信仰は「脾虚には足三里と中脘」という配穴であった。別段この二穴の知識があったのではない。諸先輩方々からの受け売りである。いまにして思うと絶対的な知識量の不足と想像力の欠如の成せる業としかいいようがない。今回は足三里・中脘を基軸に健脾の配穴を考えてみたい。

足三里、中脘の認識の経過

前述したように脾虚にはほとんどこの二穴を用いてきた。理論上も足三里は足陽明経の合土穴であるため土経の土穴となる。それゆえ補中益気の効がきわめて高く、募穴・中脘と合わせ用いると補中益気の効をさらに強化できるものとしている。これだけ聞けば、とくに「土中の土」などといわれた日には信仰にふさわしい響きをもつ。ほかの健脾作用のあるツボを知らないわけではないが、刷り込みというか思い込みが過ぎる。自分の意見をもたぬまま強大な意見に飲み込まれる姿がときに教条主義に連なるのである。中医書などに敬意を表するも必要以上の権威を感じる必要はないのである。

一、足三里の考察

臨床も長くなると、いくら凡庸な頭をもってしても状況に応じてさまざまなことを考えざるをえない。健脾に限定するなら、足三里に凹みや軟弱感が強くあらわれているときのほうが治療効果が高い。つまり健脾の効が強くなる。このことから「その穴性に応じた反応状態を探ることが効かせる一歩である」ということがわかる。問題は一をもって全といえるかどうかである。現状認識はかなりのツボでこの法則があてはまる。もちろん打つ技術、据える技術が稚拙では論外である。筆者の場合は捻転の補法か比較的振幅の少ない雀啄で気持ちのよい響きが出ると感じている。雀啄の振幅は軽い得気を得た地点から上下五ミリ前後というところだろう。「穴性に反応と技術を一致させる工夫」。これが二点めの重要点として浮かび上がる。

書物により万病に効くスーパースターのような扱いを受ける足三里である。脾虚との絡みでは、確かに脾虚一般に十分効くが、対に取ったツボの効果を補強するという感じがしないでもない。つまり主穴という感じに欠けるのである。実感としては食欲との絡みのなかで効を発揮しやすいという印象をもつ。広義の脾虚のうち、胃の受納失調との親和性が高いツボというところだろう。「胃経の合穴ゆえあたり前だろうが！」というお叱りを受けると思うが、思い込みとはこんな当たり前のことにすら気づかないものだ。「思い込みがないか？」という自己点検は非常に重要である。

この程度の情報でも想像力次第では臨床の次なる展開を容易にする。

脾虚のうちでも足三里の使いどころは、じつは胃気虚にある。胃は受納を主り、食事の量との関連が深い。脾はむしろ食欲の有無と絡む。したがって「食べたくないけど食べられる」より、むしろ「食欲はあるが入らない」のほうが足三里の使いどころとして有効性を発揮しやすい。この点では日常会話としての「食欲不振」は双方の意味を包括しており、問診の際は「食欲はありますか？」の次に、さらに詳細な問いかけが必要になる。足三里からの想像が問診の取り方にまで及ぶのである。想像の連鎖反応といったところであろう。

また、胃の受納という側面に着目すれば、食後比較的早期にあらわれる上腹部の膨満感なども受納失調と考えられる。これも足三里を使う有力な判断材料になる。ただしこの病理は胃虚気滞ともみてとれ、足三里が軟弱な割には膝下の足の胃経に脹りがあることも多い。これも足三里の想像が経絡の反応に連鎖した例とみてよい。

ここまでを理解したうえで「足三里は上腹部」という口訣をもっとさらに面白い。「足三里は胃」ではなく上腹部まで広げておく。そうすると胃気虚気滞と肝気犯胃の腹部の微妙な反応の違いなどが読みとれる。今度は足三里から想像したことが口訣を経て腹診に化けるのである。

現実に起こる現象を理論で解析し、想像力豊かに次の問題提起につなげてゆく仕組みを作る。じつは長期的視点に立てば、この仕組み作りこそが臨床上達の早道である。

二、中脘の考察

中脘はその位置が胃に近いため、食前と食後ではまったく異なった反応を示す。また軽度の胃気虚では食事の量的減少が「ちょっと食べるとすぐにお腹が一杯になる」という食後膨満感に形で表現されることも多い。この場合などは中脘の反応を脾気虚（胃気虚）とはいえ、脹りや圧痛として認知することになる。となると足三里ほど凹みや軟弱感にこだわると中脘を見失うことになる。大雑把にいえば食前は凹みや軟弱感を指標にするも、食後は圧痛・拒按を指標に取る。これが中医をはじめて四、五年目の見解であった。

現在は中脘を点ではなく線として捉えることも多い。気海から鳩尾までを線として捉える。ツボの変動性を大幅に認めているといってよい。これだと、脾虚があるならこのライン上のどこかに凹みや軟弱感があらわれることが多い。

その前は中脘の反応を凹み・軟弱・圧痛・脹りも含めすべて異常な反応と位置づけ、なんらかの正常から逸脱するものを感じれば、脾虚の反応としていた。中脘一つでも考えることが山ほど出てくる。あるときから症状により中脘の反応が位置的にずれることに気づく。食欲がない、あるいは食事の量の減少では、中脘の反応はやや上に、食後の雑感ならちょっと下に、軟便や下痢ではかなり下方の下あたりまで移動することが多い。症状と反応位置の変動の関係を意識し出すと、中脘の触診は示指で上から下あたりまで撫でるようになる。これが拡大して先の鳩尾から気海までを触れるようになる。一カ所ぐらい凹みや軟弱感があることに気づく。

今一度、時間軸で整理する。健脾としての中脘は凹み軟弱感を指標にする。——ときに中脘は脾虚とはいえ圧痛、脹りをあらわす。——圧痛、脹りを含め一括し脾虚の反応として捉える——症状と反応に一定の相関関係がある。——ツボの変動、正確にいえば反応の変動を意識する。——上から下までを中脘の移動範囲として触診する——拡大し鳩尾から気海までを拡大中脘と認め触診する。——このなかで凹みや軟弱感を探すようになる。

中脘が中線になってしまったが、凹み・軟弱感をもって脾虚反応の代表にすえるという考え方は元の鞘へ収まった感がある。

ときに離れる

臨床は硬軟の使いどころが肝要である。足三里・中脘の例のようにツボの性質の吟味、反応との関連などは大いにこだわるべきであろう。そこから次の展開も生じよう。しかし、自説もないうちから特定のツボに固執する姿はいただけない。腎精が消耗し状況変化を畏れる気持ちがあらわれるまでは固執はとっておこう。ときに思い切り離れてみると大海がみえてくる。

足三里・中脘にこだわりつつも、浮気の連続であった。本来こだわる理由が中医書の権威などであるわけだから、正常な判断ができるようになると当然の帰着としてそうなるわけである。

一口に脾虚といってもさまざまな症状があり、その病理もいくつかの方向性を包括する。たとえば下陥をはじめ上逆、気血の生産力低下、生湿などというように別れる。大海をみるとは、この場合にはそれぞれの方向性に見合う脾虚の配穴があるという事実に気づくことである。

各病理に対応する配穴を三つほど記載する。その配穴にいたった経緯は、項数の関係と足三里・中脘のときとほぼ同様の思考パターンという理由から割愛し、簡単な解釈と使いやすい症状の列記に留める。

① 脾兪＋公孫（健脾補血・健脾降逆）

脾兪を補すれば補気健脾に長ずる。それに足太陰の絡である公孫を加え健脾和胃を強化する。公孫は衝脈に通じ、健脾和胃のほか血病の調理にすぐれている。また臨床的には補法でも腹部膨満感に対応する。そこで脾虚のうち腹満・食欲不振・食後の雑感などの症状に軽度の血虚が加わり、経血減少や不眠をあらわすものに適する。公孫を平補平瀉に切りかえると上逆を平することができる。のぼせ・吐き気まで守備範囲となる。

② 陰陵泉＋陥谷（健脾利湿）

脾虚のうち沈重感やむくみをあらわすものに適する。食後嗜眠・終日嗜眠が顕著で、夕方になると靴が履きにくい・靴下の後がくっきり浮かびあがる・トイレに行くのを忘れていたなどの症状に効がある。『鍼灸治療基礎学』（代田文誌著）の陥谷の主治に「足背の水腫」とあり、これを「胃経の水腫」と読みかえ、利湿作用がきわめて高い脾合・陰陵泉と組み合わせたものである。

③ 中脘＋豊隆（健脾益正・健脾安神）

脾虚がはなはだしく、食欲がまったくなくなり、急な体重減少に精神萎靡が加わった拒食症に奏効した経験をもつ。豊隆は足陽明経の絡穴であり、急性病に対応する。それゆえ豊隆の選択ポイントは短期間の激痩せの有無に置く。いわば脾胃系からの急激な気血の喪失状態に適応する。後に豊隆は一人歩きして、急激な脾虚血虚による精神疾患に対応させる。

最後に

本論はおもに足三里と中脘という、初学者が最も信仰の対象としやすい二穴を用いて、脱信仰あるいは脱教条主義について書いたつもりである。究極すれば一言で片づく。「身近な問題から想像の連鎖反応を起こすシステムを作る」である。あとはおまけの話である。

かつて偉大な聖人が「博く学びて篤く志し、切に問いて近くに思う。仁その内に在り」といっておられる。ブラックメールを送る（脅す）わけではないが、身近な問題点をおろそかにすればきっと後悔するであろう。いわんや想像が創造に変わることなど及びもつかないであろう。

（『中医臨床』通巻九三号・二〇〇三年六月）

あとから

盲目的信仰

刷り込みは手強い。とくに影響力の強い者のそれは難儀である。崩したくとも、迷ったときに頭に浮かんでしまう。それを盲目的信仰という言葉で代用した。活字も怖い、斜めから読まないとこの弊害を受ける。

しかし、気は存在すると言われればもちろん存在すると答える。内臓は五蔵六府と同じですか？　とレントゲンを突きつけられても、同じですと即答する。毎日実感する感覚だからそう答えるしかない。

臨床で感じた実感と、それを与えてくれた体系は易々とは手放せない。考え、考え、ある瞬間に感じ気づいたもの、それは盲目的信仰にあたらない。

「井戸を掘るなら水が出るまで」とはよくぞ言ったものである。成功するまで掘るのが正しい解釈だろうが、この気づきの感覚が水の出た瞬間の感覚なのだろう。ここまでくると、失敗することのほうが難儀である。

不妊症の実践マニュアル

本連載では初学者~中級者を対象に学習の方法論・思考法、あるいは配穴の基礎学などについて記述した。それをふまえて最後は各論を述べてみたい。候補はいくつか考えたが、最終的に不妊症を選択した。近頃、市井の鍼灸院にも不妊患者が増えつつあり、不妊外来のサポート的な意味合いで十分に活躍の余地があると考えたからである。また鍼灸といえば肩こり・腰痛・神経痛といわれる状態から早く脱却してほしいという願いも込められている。

筆者の意識には常に鍼灸師の未来像がある。十年後、二十年後、ますますもって患者が医療機関を自由に選択する時代になろう。鍼灸師として何をもって世に問うかを考えると、やはり臨床力に尽きると思う。

患者の傾向

最近、不妊を主訴で鍼灸院を訪れる患者の傾向を考えてみると三つの特徴がある。

一、患者は生殖の精が減少する年代にある

以前と比べ確実に患者の年齢が上がってきている。当院なら四十歳プラスマイナス二歳で、当然ながら平均的な初産年齢よりかなり高い。中医学からみれば七五を越えており、生殖の精が減少し始める年代といえる。

二、人工的に生殖の精を減少させている者が多い

大半の患者が不妊外来と併用する。この三年は皆が皆この併用型である。排卵誘発剤の長期使用は、過剰な卵胞排出を促し、生殖の精をますます枯渇させる。ある意味では人工的に生殖の精を減少させているといえる。

三、十中八九の患者が不安定な精神状態にある

鍼灸を併用しようとする患者心理の裏には、不妊外来への不満・不安・焦躁感・猜疑心などがある。病院側の対応力の問題よりも、不妊治療がその性質上有する「見通しが立てづらい」という側面に起因するようだ。通常の治療ならば症状の改善が治療継続の理由になりうるが、不妊治療に関しては、症状の改善は過剰な期待を誘発する因子になる。いわば結果がすべての経過を凌駕する。期待を抱いた患者が数年も不妊外来に通うなかで、正常な心理状態を保つことは容易ではない。逆にこのような心理状態でなければ代替医療を試みようとは思わないのである。これが日本の鍼灸院の置かれた現状であり、日

中の社会状況の違いである。ただでさえ精神の不安定な患者群から選び抜かれた患者（？）が来るのである。血虚や肝気鬱をおおいに抱えてくる。

治療のアウトライン

一、患者の心情を汲む

くどいようだが患者は大なり小なり心のゆとりを失っている状態にある。鍼灸治療にいたるまでの経過を十分に聞き、現在の精神状況を把握することが肝要となる。弁証すると肝気鬱・血虚肝鬱が多い。肝気鬱に代表される精神の不安定さを解くことこそ、その後の治療継続の前提になる。ただし疏肝的配穴を加味するかどうかは子宮への影響度による。相手に合わせた十分な説明や積極的な傾聴で対処することで肝気鬱が取れ、つまりはゆとりを取り戻し、眉間が広がってくる。このような十分な説明と話を聞こうとする姿勢はその後の治療継続に必須の条件である。

○疏肝を意識する。
○疏肝にはあらゆる手がある。

二、補腎は必須

生殖の精が腎精から生じる以上、生殖の精の減少はその配給元である腎精の不足を意味する。腎精の不足は当然ながら腎虚を起こす。もちろん陰陽の傾きはある。また腎精には各臓腑に精を送る役目、いわば補給庫としての役割も担う。そのため腎精の不足は各臓腑の精を少なからず減少させ、結果として気血の不足を引き起こすこともある。

腎虚あるいは腎精不足に対する配慮は、後述する各証の配穴に組み込まれている。ただし腰膝酸軟・夜間多尿などをあらわせば補腎の配穴を強化する。気血両虚も同様である。

○少なからず腎虚か気血両虚はあるという前提に立つ。
○腎虚・気血両虚の症状が顕著に出現すればそれぞれの配穴を強化する。

三、不妊は大きく四パターンに分かれる

素体に肝血虚・脾気虚などあり、それが子宮に影響すると子宮内に貯蔵する気血を不足に導くケースがある。これを衝任気血両虚と呼ぶ。中医書でいう衝任血虚に準じた症状をあらわす。衝任気血両虚の人が、この年代にさしかかった頃に排卵誘発剤を用いると一挙に腎精不足を進めてしまう。つまり気血不足＋精不足の状態となる。教科書では腎虚としている。この気血精がことごとく不足した状態を本論では衝任不足と名づける。この証が一番頻度が高い。

腎虚がダイレクトに子宮の機能に影響するケースもある。元来腎虚があるところへ、年齢および人工的な腎精不足が加われば、確実に腎虚を進行させるだろう。これにより子宮の機能が失調すれば衝任不固となる。また子宮の働きを支えるには気血が必要である。気血両虚も衝任不固を起こす可能性は十分にある。ただし中医書でいう衝任不固は症状からすると中気下陥～衝任不固という展開での記述が多い。不妊症は中気下陥ラインより腎精不足～腎虚～衝任不固の展開が多く、それゆえ中医書と症状が若干異なってくる。

不妊に悩む以前から子宮にトラブルを抱える人もいる。子宮内膜症・子宮筋腫が代表格である。圧倒的に血瘀証の症状を呈する。これが衝任瘀阻である。

また、頻度は少ないものの痰湿阻胞もある。不妊症では衝任瘀阻との混合型も少なくない。痰湿が下注し子宮内に溜まるために起こる。一部の中医書では副腎皮質系のホルモン異常あるいは多嚢胞性卵巣症候群あたりを下地に書いているのではと思わせるものもある。これも中西医結合の功罪だろう。功か罪かは読者の判断に任せる。四証とも弁証の根拠はすべて月経状態に置く、いわば子宮弁証である。

○不妊は衝任不足・衝任不固・衝任阻・痰湿阻胞宮の四パターンに大別する。

○月経の状態を詳細に問診する。

弁証論治

弁証論治の形式は、少し長くなるが病因・主要症状・参考（基礎体温など）・舌脈・症状分析・治法・配穴・手法・配穴の分析である方義・目標の順に記す。最後の目標とは治療の目標である。当然ながら懐妊することであるが、その前提となる効果の判定材料を示した。いまいちど記すが「不妊治療は結果がすべての経過を凌駕する」。患者に過剰な期待を抱かせ、その反動で精神的に追いつめてはならない。筆者はイエス―ノー―イエス式の会話を用いる。「これこれはよくなりましたが、これこれはもう少しですね、今日からこの方面の治療を強化します、僕ががんばるから、あなたはがんばらないようにして（笑）」といった感じになる。

一、衝任不足

［病因］衝任に流注する気血が減少した結果、子宮内の気血も減少し、受精不能となる。仮に受精しても気血不足のため容易に育たない。素体に脾虚・肝血虚・腎陰虚あるいは気血両虚をもつ者が多い。三十代後半にさしかかり生殖の精が衰え始める頃に誘発剤を用いると、腎精不足が顕著になる。そうなると誘発剤を用いても未成熟な卵子しか排出しなくなることもある。中医書でいう衝任血虚あるいは腎虚の概念に準ずる。

［症状］周期延長・経量少・経色淡紅・月経期間短縮あるいは延長・経痛隠痛あるいは麻木・無塊・と

きに軟便。

［参考］ 基礎体温は低温期延長（十五〜十六日以上）・無排卵。

［脈舌］ 舌質淡・脈沈細弱。

［分析］ 気血の貯蔵に時間を要するため月経周期が長くなる。これには背後の肝血虚が関連する。これ以外の理由による者は通常の月経周期を示すこともある。血虚単独なら経量は少なく期間も短い。気血両虚になると後半に少量の出血がダラダラと続くこともある。最後の一日分を数日に小分けし、終わりそうで終わらない感じである。経色は血虚があるため淡紅色となる。虚証ゆえ隠痛レベルにとどまる。ときに皮膚上に痒みや痺れを訴える者もいる。立ちくらみなども多い。血虚ゆえである。脾虚があると軟便になりやすい。腎精不足が顕著になれば排卵がないこともある。誘発剤で無理に排卵を促進しても二個が限界とか、未成熟卵子しか出ないという人もいた。

［治法］ 益気養血・補精調経。

［配穴］ 三陰交・地機・足三里・関元・子戸・胞門・肝兪・脾兪・腎兪

脾気虚——中脘

肝血虚——太衝

［技法］ 三陰交・地機・関元は鍼に適う。三陰交・地機は小さなしこりを指標に刺す。関元は比較的深めに刺すと響きやすい。足三里は軟弱か湿り気があればよい。凹みもよい。子戸・胞門は鍼灸どちらも可。感覚的にはお灸がよい。肝兪・脾兪は軟弱・湿り気・凹みを指標に捻転補法する。

［方義］ 三陰交・地機は養血の要である。関元で腎陰を補う。この三穴で子宮内の血の増加を期待する。

足三里・脾兪で健脾補気。トータルで気血の充実を狙う。子戸・胞門・腎兪で腎精の充実をはかる。肝血虚が顕著なら肝兪に太衝を加え養血を強化する。脾気虚が顕著なら中脘を加味する。

［目標］周期の正常化・経血量の増大など。

二、衝任不固

［病因］子宮を機能面から支えるだけの気血が十分に下注しない、あるいは腎精不足・腎陽不足などから子宮の働きが失調したために起こる。固摂失調が著しく受精卵の着床不全をあらわす、また着床しても自然流産を起こしやすい。中気下陥から衝任不固を起こす者は周期短縮・月経期間延長をあらわすが、腎精不足～腎虚～衝任不固では着床不全があっても周期短縮・月経期間延長があらわれにくい。中医書でいう衝任不固と違い、誘発剤による重度な腎精不足があるタイプの不固と認識してもらいたい。

［症状］周期延長・月経期間短縮・経色淡紅・性状は希薄で固まらない・経量正常～少ない・帯下薄白で多量・経痛は隠痛程度・経中に下痢・月経後半に疲労顕著・小腹冷感・小腹軟弱。

［参考］性欲減退・排卵日不安定・高温期不明瞭・基礎体温の上昇不足。

［脈舌］舌質淡・舌体胖大。脈軟弱無力。

［分析］腎精不足が顕著なため精血同源の理により子宮内の血の貯蔵に時間を要するため延長する。それでも精血は不足の状態にあり周期短縮で経量が減少する。もし下陥から不固になる者は、その固摂失調が月経に素直に反映し、周期は短縮し、月経期間はダラダラと続く。腎精不足から不固の最も大きな特徴は、あくまで着床が容易ではないという点にこそある。月経痛はあっても隠痛程度。強い経

痛を伴うなら不固とはいえ子宮内の血瘀を疑う。子宮の機能失調であるこの証は、固摂失調に力点が置かれてはいるが、推動力も低下することがある。それゆえ経血の排泄が滞り、子宮内に古血を残存させ血瘀形成することも少なくない。月経中は軟便傾向があり、後半に悪化する。それに伴い疲労感も顕著になる。

［治法］益気固脱・補精調経。

［配穴］足三里・合谷・気海・帰来・子戸・胞門・脾兪・腎兪

［技法］すべて補法。鍼灸いずれも可。気海・子戸・胞門・腎兪は多壮灸がさらによい。軟弱感・湿り気を主体に選択する。ただし腎兪は通常より五分外方に取る。

［方義］足三里・合谷は全身補気の組み合わせである。気海は脾腎両臓をにらむ、補気の要穴である。これに脾兪を加え、全身の気、特に脾腎の気の強化をはかる。帰来には子宮に対する益気固脱の効果がある。子戸・胞門・腎兪の組み合わせは不妊症でよく用いる。子戸・胞門は古来より不妊治療の要穴の一つで、腎兪と組み合わせ腎精を補えると考える。腎兪を少し外側に取るのは、そのほうが腎精を補いやすいからである。

［目標］月経周期の安定・疲労感の改善など。

三、衝任瘀阻

［病因］種々の原因で子宮内に血瘀が形成されることによりなる。ただし体質レベルで血瘀が確認されても子宮に何ら影響しない者もあり、また血虚がはなはだしいのに子宮に血瘀があるなど複雑であ

る。不妊外来に長期に通う者は、総じて腎虚や気血両虚があるうえに血瘀あるいは気滞血瘀がある虚実挟雑型に移行する。また肝気鬱の影響を受けやすい。子宮の活血化瘀を主体にしながら随時背後で影響を及ぼす病理に対応する。子宮内膜症や筋腫をもつ者が多い。

〔症状〕周期延長・月経期間延長・経量は初日少なく徐々に多くなる。血塊あり・経色暗紅。経痛は刺痛あるいは絞痛で拒按。血塊の排泄後に減痛。帯下多い。月経時はときにのぼせ・微熱・口渇・便秘あるいは尾骨痛がある。ときに月経直後に関節痛・悪寒あり。

〔参考〕月経初期に基礎体温が下降しにくい。

〔脈舌〕舌質暗紫あるいは暗紅・脈渋。

〔分析〕子宮内の血瘀が新血の流入を防ぐため周期が延長する。血瘀が経血の排出を阻むため月経前半が延びる。血塊の排出とともに経血量は増える。血瘀ゆえ刺痛で夜間悪化する。肝鬱血瘀ならむしろ脹痛が主体でストレス悪化をみる。周期も安定しない。寒凝血瘀なら絞痛および月経開始時に悪寒・関節痛・筋肉痛をあらわすことも少なくない。帯下の多い者が少なからずいる。比較的濃い色を呈す。カス状の人もいる。月経時に経血が下らないため気が上逆し、のぼせ・微熱・口渇が出る。上記の症状に書かなかったが眼下や太陽穴付近の黒ずみ、あるいは拇指球が青紫になったりもする。

〔治法〕活血調経。

〔配穴〕月経時〜低温期——血海・地機・中極

月経時以外——子戸・胞門・腎兪・帰来・次髎

肝気鬱——太衝

［技法］血海・地機のどちらかに硬結・圧痛があらわれる。それを指標に瀉法で雀啄か捻鍼する。中極は下方に向け、斜刺で響かせる。帰来は圧痛を指標に雀啄瀉法、腹部に響くようにする。同じく次髎は圧痛を指標に骨盤内に響く感じがよい。子戸・胞門・腎兪は補法鍼を施す。

［方義］月経時～低温期に十分な活血を施す必要がある。子宮が瀉性（推動）に傾く時期は活血が容易となる。

じつは鍼灸師は経験的にこれと同じことを毎日やっている。呼吸の補瀉と開闔の補瀉である。説明するまでもないが吸気時に刺入―運鍼―呼気に抜鍼すれば瀉法である。息を吐くとは体外に気を排出する行為である。そのとき素早く抜鍼し、経穴を広げるようにする（開闔の瀉）。つまり肺気が不必要な気をその推動作用で排出する一瞬に邪を外に漏らすわけである。これにヒントを得て経血を押し出そうと子宮の働きがある時期は、非常に活血がしやすいと考えたのである。ちなみにこの呼吸～開闔の瀉は、その力点は遠方より患部に響かせ通経することにあるのではなく、皮下にある邪気を皮面に浮き出させることにある。よって表証・痹証の患部取穴用に最適な方法である。この点において鍼は響かないと効かないという立場とは一線を画す。

話が横に逸れたので元に戻す。血海・地機で十分な活血化瘀をはかる。中極にはそれを補佐する役目を担わす。帰来・次髎は平時の活血に用いる。ただし妊娠の可能性がある時期は、血瘀といえども子戸・胞門・腎兪で腎精を充実させる。人工受精・タイミング法をやっていないのなら期間限定（一、二カ月ほど）で補法を捨て、活血に終始すると妊娠率が上がるように感じる。肝鬱がらみは太衝で疏肝する。寒凝血瘀は平時に子戸・胞門・腎兪を鍼から灸にかえればよい。血瘀はよく二次病理であるといわれる。それゆえ一次病理を明確にして、それを叩くことが肝要である。しかし子宮の頑固な血瘀は一次病理との連動性がそれほど高くないケースもある。まずは子宮の瀉性を利用しながら活血化瘀する。逆にそうすることで一次病理がみえてくることも少なくない。

［目標］経痛の改善・血塊の減少など。

四、痰湿阻胞

［病因］素体に内湿がある者が子宮に下注すればなる。あるいは腎陽虚衰から内寒が生じ津液をめぐらすことができない場合でも起こりうる。また内湿が熱化したり、陰道から湿熱の邪毒が侵入することもある。当然、症状には寒熱の傾きが出てくる。臨床で出会う頻度は少ないが重要な証といえる。

［症状］周期延長・月経期間正常～延長・経量は少ない・経色紅・白色帯下が多い・経痛は下腹部の重痛。月経時は身重あるいは浮腫・食欲減退・軟便などがある。

［参考］基礎体温の上昇が緩慢・月経開始数日前から基礎体温が下降する。

［舌脈］舌苔白膩・舌体胖大。脈滑あるいは弦。

［分析］痰湿が子宮に注ぐ新血を阻むため周期は延長する。痰湿が熱化すると逆に促進され周期は早まる。血瘀同様の病理機序で月経時に経血の排出が阻まれ期間が延長する。子宮内に痰湿が多くあれば、そのぶん気血の居場所がなくなるので経血量は比較的少ない。しかし血虚ではないので経血が薄くなる感じはない。つまり量的減少・質的正常な状態と憶えておく。日頃より白帯下が漏れるのは湿邪が子宮にある証左となる。熱化したら黄帯下となる。

［治法］化痰調経。

［配穴］豊隆・帯脈・中極・子戸・胞門・腎兪・脾兪・三焦兪・次髎

腎陽虚衰――関元

熱化――血海

［技法］豊隆は捻転瀉法で響かせる。帯脈はやや斜め下方に捻転瀉法し、腹部に響かせる。中極は下方の斜刺で捻転瀉法。関元は灸に適う。血海は響きがあれば抜く。脾兪は平補平瀉、三焦兪・次髎は捻転瀉法。

［方義］豊隆・帯脈は個人的には痰湿がらみに最も常用する組み合わせである。化痰利湿の効が強い。これに中極を加え、その効を子宮に傾ける。子戸・胞門・腎兪で腎精を補う。痰湿では背後に脾虚を抱える者もあり、脾兪を平補平瀉とし体に任せる。脾虚がなければ瀉法し、三焦兪・次髎と合わせ子宮化痰の要穴とする。

［目標］帯下の減少・周期の正常化など。

最後に

実践的なマニュアルは自分の臨床現場の声から発したものでなければならない。この点において、このマニュアルは、排卵誘発剤の使用過多という現実面を前面に押し出した。現場が異なれば衝任熱伏や寒凝血瘀が前面に押し出されることも十分ある。まさに因地制宜・因人制宜である。この点から他人のマニュアルは参考になっても、それ以上のものにはならない。あくまで自分で考えるものであり、作って壊し、また造り、また壊し、また創るものである。そこにその時々の自分の総合力があらわれるのである。

そのためにも、まずしっかりとした概念を身につける。いわば枠組みをもちたいものだ。ただし部分をつないでも全体にはならないので、大きな枠組みを作ることが肝要であり、そこに臨床から出た問題提起をつないでいけばよい。時間はかかるが早道だと思う。

（『中医臨床』通巻九五号・二〇〇三年十二月）

あとから

人の不幸で飯を喰う

昔、師匠から「人の不幸を飯の種にしている自覚をもちなさい」と諭されたことがある。確かにこの世から苦痛、違和感が消えれば、われわれは転職を余儀なくされる。逆にわれわれが繁栄するなら、世の中が理想から離れているということだろう。

二十代後半から三十歳まで、この思いが強く、後ろめたさがあった。

この思いは、開業後の忙しさに紛れ、患者の謝辞と引きかえに、心の奥底に沈んで行く。だが、いまでも自身の失言、稚拙な技術で患者を失うとき、力及ばず治せないとき、顔を覗かせる。人の不幸で喰っている人間が偉そうな顔をしたら罰が当たる。

謙虚でありたいと願うも、ずいぶん罰当たりな所業をしてきたように思う。

甘い判断から予後を見誤る、患者の社会的地位に翻弄される、自身の不機嫌を臨床に持ち込む、社会から制裁を受けない程度の悪行なら問題ないと考えること自体がすでに罰当たりである。

この職業を選択し、学に精通しようという志がないことも、この類と変わらない。患者の益と反するゆえ罰当たりなのである。

いまからでも遅くはない。初心を思い出し、一期一会の臨床に必要なものをコツコツと身につけてゆきたいものだ。毎日毎日、漆を塗るように、上塗りに上塗りを重ねながら、艶のある味わい深い茶器を作ってゆこう。

腰痛の弁証論治

腰痛は鍼灸師がよくみる疾患のひとつであり、治療頻度の多さから弁証論治の登竜門的疾患と位置づける。中医書を見るなら腰痛と痹証との項を参照する。

まず経絡疾患を考察する際のキーは「余剰」「停滞」「不足」の三つである。

余剰の筆頭格として、外邪が腰部体表面から腰部絡脈に影響するケースをあげる。風寒客表、風湿客表などの客表系と、風寒湿の三邪が皮下の絡脈に侵入する外邪犯絡とがある。

客表は外邪が体表面に付着している状態をいう。風寒客表は邪正闘争中の一表現で、本来なら感冒中の関節痛という程度の扱いにとどまる。臨床中ときおり散見するが、発汗すれば即座に治まる。ただ体内侵入前の腰痛があるという認識は、論理の構築上必要不可欠である。

風湿客表もまた、湿邪が体表面に付着しているために起こる。重くへばりつくような腰痛である。

衛気は寒邪に対してその防御能力を最大に発揮するも、湿邪に対しては発汗という道具が使いにくいためか、いささか防御力に欠ける側面を有する。強い発汗力を補助する入浴が必要になるゆえんである。湿気の多い風土の日本で、入浴好きが蔓延する論理的根拠のひとつである。

ただ入浴による急な発汗は衛気をさらに弱め、湿邪を内攻させる畏れがある。ジワジワとした発汗が望ましい。これを誤治、正確には日常生活の不適応や不作法が湿邪型の外邪犯絡に移行し、鍼灸院に来院する状況を作りだす。

停滞は文字どおり腰部経絡の気血が停滞した状態を指す。気滞と血瘀がある。便宜上両者を分けはしたが、気滞血瘀という形を取ることが多い。

原因は外邪侵入なら、先の展開から寒凝気滞あるいは寒凝血瘀、湿阻気滞などが代表である。そのほか物理的圧力による気滞血瘀も少なくない。腰部捻挫や交通事故などのみを想定しがちであるが、昨今はＰＣの発達で長時間の座位が半ば常識化し、同一姿勢保持による気滞腰痛が急増する。背部痛があり、徐々に下降し腰部脹痛もあらわれる。そこにちょっとした力が加わるだけで、気滞血瘀腰痛へと展開する。

内傷なら肝鬱腰痛をはじめ気虚気滞、血虚血瘀などもあるが、来院頻度が高く、かつ初期治療を間違えると長引く湿熱内盛をあげなければならないだろう。おおむね脾胃にある湿熱が深部経絡から腰部の経絡まで到達し腰痛を起こす。かなりの激痛を伴う。つまり湿熱は外感、内傷どちらの方向からでも展開する。

不足は、内虚による腰部経絡の気血両虚を典型とする。腎虚、脾虚などにより腰部経絡の気血が充実しない状態を指す。

腎虚腰痛では陰陽の傾きは無論、腎精不足を基点に、髄、骨の気血両虚とでもいうべき腰椎の変性状態があらわれる。根治は難しい。歩くたびに圧迫骨折を繰り返す老人を診るのは忍びない。いかに現状維持を作りだし、生活の質を上げるかに治療目標を切りかえる。

また内傷には虚実挟雑も多く、脾虚湿生、腎虚水泛なども少なくない。まれではあるが、脾胃血瘀や胞宮血瘀の影響で腰部に気血が回らず、気血両虚の腰痛をあらわすこともある。

このように内傷レベルの虚実と、腰部経絡の虚実は必ずしも一致するわけではない。腰痛は簡単なようで、意外に複雑な疾患である。

ここをクリアにし是非に中級者の道を歩んで欲しい。

本編では、日本の鍼灸院の状況を考慮し、最も来院頻度が高いと思われる外邪犯絡、気滞血瘀、湿熱内盛、肝気鬱、痰飲、腎虚、脾虚をあげる。

外邪犯絡

風寒湿の邪が表から浅層の腰部絡脈に侵入し腰痛となる。表からつづく皮下には無数の絡脈が存在する。絡脈は次第に経脈へと統合されてゆく。経脈はさらに深部で絡脈を出し、各臓腑や髄骨などに気血を提供する。

論者は、つまるところ表から裏までの経絡の道筋を、絡脈―経脈―絡脈と考えている。異論もあろうが、この論で本編を進めてゆく。

三邪はそれぞれ固有の特徴をもつ。三邪が同時に侵入するも、その勢いが同等とは限らない。風邪と寒邪が隆盛なケースを風寒犯絡、寒邪と湿邪が隆盛なものを寒湿犯絡と呼ぶ。この二証は臨床上多くみられる。

熱邪は頭痛、頸痛、上肢痛となりやすく、腰痛に反映するケースは少ないので割愛する。

再度繰り返すが、病位はあくまで浅層部の絡脈にある。そこで治療学上、患部刺鍼は浅刺で対応すると最も適すると考える。

一、風寒犯絡

表にて邪正闘争の後、絡脈に入るケースと、直接に絡脈に入るケースがある。前者は衛気の働きが十分で、風寒の勢いも強いケースである。後者は衛気が弱く、風寒の勢いが強いケースである。ただし前者のケースは腰痛より、感冒に流れることが多い。腰痛にもなるが、休息のための長時間の睡眠、つまり同一姿勢保持による気滞腰痛との区別が必要になる。

忘れてならないのが、体表面に十分な津液が行きわたらず、衛気を働かせる環境が整わないケースである。こちらのほうが痹証になりやすい。臨床的実感である。


【主要症状】急な発症、激痛、こわばりやひきつれを伴う、加温減痛、加冷悪化、ときに患部の冷感、痛みが背部や殿部に連なる。

【随伴症状】悪寒、頭痛、肩背部のこわばり、ときに小便清長。

【特徴】風邪の特徴である急性、寒邪の収斂性をあらわす肌肉の収縮病理、および加温減痛がポイント。肌肉の収縮病理は当然運動制限を帯びることも少なくない。

【舌脈】舌苔薄白、脈浮緊あるいは弦。

【治法】散寒解表、通絡止痛
【配穴】風門、腎兪、委中。すべて瀉法。

【操作】風門辺りの反応点を探り、浅鍼でこれをつぶす。発汗するまで患部の小灸を用いるも可。または散鍼のうえホットパックで発汗するのもよい。腎兪も同様の手技を施す。委中は捻転の瀉法で大腿に向かい響かせる。

【解説】風門、腎兪の散寒通絡を引きだすためには上記の手技がよい。また浅鍼、小灸、散鍼は風寒の邪が腰部の浅層の絡脈に位置するゆえである。委中で太陽膀胱経を調気する。合わせて散寒解表、通絡止痛の効がある。

【予後】数回の治療で略治しなければ寒凝気滞へと展開する。また患部の深刺は、寒邪を内攻させ、慢性の寒凝気滞を通り越し腎着腰痛を引き起こすこともある。

二、寒湿犯絡

【主要症状】腰部の沈重感、圧痛がはっきりしない、動くと悪化、睡眠中や仰臥位で不変もしくは悪化、陰天時悪化、加温やや減痛、加冷悪化、あるいは患部の冷感、患部の発汗、活動でやや減痛、起床時痛。

【随伴症状】四肢の冷感、小便清長、ときに軟便、ときに麻木。

【特徴】湿邪の特徴である沈重感および寒邪の特徴である加冷悪化、加温減痛を指標にする。湿邪＞寒邪なら重痛、寒邪＞湿邪なら激痛と言いたいところだが、事はそう単純でもない。湿邪の重く、かつ芫洋とした感覚が、寒邪の収斂で、腰部に集約し、密度の高い湿邪に変じたというのが適当かと思う。火鍼で一気に叩くか、灸頭鍼で寒邪に覆われた湿邪を促す感じの治療になる。

【舌脈】舌苔白、脈緩あるいは緊

【治法】散寒利湿、通絡止痛

【配穴】三焦兪、腎兪、委中、崑崙、陰陵泉。すべて瀉法。

【操作】すべて捻転の瀉法。その後に灸頭鍼を加える。三焦兪、腎兪は徐疾、提挿（浅刺）の瀉法も可。

【解説】委中、崑崙は膀胱経の調気。圧痛のあるほうを選択。健側に反応があらわれることもあり。陰陵泉は利湿の補助。背後に脾虚などの内傷がなければ、使用しなくてもよい。左右でより自汗、圧痛、凝りなどの反応があらわれるほうを用いる。

【備考】湿邪の重・着の表現が疼痛表現としてあらわれることがポイント。重だるい、へばりつく、ドーン、ズーンなどである。

湿＞寒なら起床時悪化、動くとやや緩解、寒＞湿なら動くと悪化の傾向をもちやすい。

気滞血瘀

気血が腰部経脈に停滞し起こる。打撲、捻挫など、外傷による血瘀単独腰痛もある。長時間同一姿勢の繰り返しで気滞が腰背部に固着化し、些細なきっかけ、たとえば咳、背伸びなどで気滞血瘀に変じることもある。

【主要症状】激痛、錐状の痛み、ズキズキした痛み、ときに深部の鈍痛、体を折ると痛む、固定痛、拒按、ときに夜間増悪、転側不能、加温・加冷で不変あるいは増悪。

【随伴症状】急性期——ときに便秘。

慢性期——腰腿部の細絡、大便黒色、口唇紫暗色、生理痛、血塊あり。

【特徴】総じて激痛であること。拒按、動則悪化、夜間増悪を伴う。中医書に刺痛とあるが、現実に腰痛では刺痛がきわめて少ない。

【舌脈】舌質紫暗、瘀斑、脈渋
【治法】活血化瘀、通経止痛
【配穴】膈兪、次髎、委中、合谷、太衝、中封、三陰交、阿是穴。圧痛を指標に二、三穴適選する。すべて瀉法。

【操作】すべて捻転の瀉法。徐疾および提挿の瀉法も可。阿是穴は、気滞痛なら患部周囲の散鍼か圧痛部に向けた水平刺が有効である。

【解説】次髎、委中は腰部血瘀に著効を示す。合谷、太衝は理気作用が高く、それ以外のツボはすべて活血化瘀の効がある。血瘀が経脈にあればほぼ二次的に気滞があらわれる。それゆえ理気作用のツボを加味する。阿是穴の水平刺は理気止痛の効がある。

三陰交はある意味で無色透明なツボである。ほかの活血のツボと組み合わせれば活血の効があらわれ、補血のツボと組み合わせれば補血に傾く。化湿、補気も同様で他との組み合わせで活きるツボであるように思う。

【備考】ズキズキ痛む、動即悪化、折痛、明確な圧痛は血瘀の重要所見である。痛みは総じて激痛であり、折痛ゆえ腰を支えながら慎重に歩く。ときに痛みをかばうゆえ、楽なほうに一時的な側弯を起こす。急性期は咳、くしゃみなど少しでも腹圧がかかると増痛する。夜間増悪傾向は、外傷性血瘀、血虚血瘀によくみられるが、気虚血瘀には少ない。

湿熱内盛

湿熱の邪が腰部経脈に侵入、あるいは寒湿の邪が化熱し、経脈上の気血の運行を損なうために発症する（外感型）。

また、飲食の不摂生や過食などで生じた湿熱の邪が腰部経脈に到達し、気血を阻害することもある（内傷型）。

【主要症状】激痛、熱感、腫脹、拒按、ときに沈重感を伴う痛み、同一姿勢で悪化、梅雨期や盛夏期に悪化、暴飲暴食で悪化、運動でやや減痛。

【随伴症状】口渇、小便短黄、煩燥。

【特徴】腰部の激痛、熱感があるものの、運動で緩解傾向をもつ、また強い圧痛点をもたない。たとえれば、ぎっくり腰、腰部捻挫にみえるのに、患部に明確な圧痛点がなく、コルセットなどの固定があまり効を奏しない感じに近い。ただ急性期ではまったく動けないこともしばしばある。

【舌脈】舌紅、舌苔黄膩、脈濡数あるいは弦滑。

【治法】清熱利湿、通経止痛

【配穴】大腸兪、次髎、秩辺、合陽、金門、中脘、天枢、滑肉門、足三里、公孫など。硬結、熱感、自汗などを指標に二、三穴を適選する。すべて瀉法。

【操作】基本的には捻転の瀉法。徐疾および提挿の瀉法も可。

【解説】上記のツボはすべて清利湿熱の効がある。配穴は同じ湿熱とはいえ外感型と内傷型では少なからず違いが出る。外感型は膀胱経下部を中心にすえる。とくに次髎、秩辺、合陽は腰部の湿熱に著効。内傷型は胃経を中心に配穴する。天枢、足三里の組み合わせを常用する。金門は腰痛が膀胱経にあり、急性病でかつ実証という条件が揃えばかなり効果的である。著明な圧痛が必要である。

ただし中医理論からいえば「内傷があれば外邪を招きやすい」という側面もあり、初学者は一つひとつのツボの反応をていねいに探ってゆくほうが現実的対処ではなかろうか。

【備考】熱感、腫脹は熱邪の重要所見である。沈重感、重痛などは湿邪の特徴。この両者が重なる場合、熱邪の疼痛表現が強く、自覚として患者は熱邪性疼痛表現のみを訴える。また熱の特性を拍動痛という形で訴える者もいる。ズンズン、ズッキンズッキンといった表現方法をとる。

湿邪の証左は、陰天時悪化、運動緩解など、疼痛表現以外に求めるのが臨床的対処である。

肝気鬱腰痛

肝の疏泄失調が腰部経脈の気血および津液の停滞を引き起こし発症する。原因は精神的抑鬱、過度の緊張のほか、肝気と肝血のアンバランスがある。

一、肝鬱気滞腰痛

【主要症状】脹痛、精神的ストレスで悪化、ストレス緩和で減痛、ときに発症、ときに消失、運動で軽減。

【随伴症状】胸脇・少腹の脹り、イライラ感、ため息、放屁。

【特徴】脹痛が精神的ストレスと連動する点、運動で軽減傾向する点がポイントである。

【舌脈】舌質やや紅、脈弦あるいは弦細

【治法】疏肝理気、通経止痛

【配穴】肝兪、腎兪、期門、陽陵泉、丘墟。圧痛点、硬結を指標に二～三穴適選する。すべて瀉法。

肝血虚があるときは太衝、三陰交の補法を加味。

【操作】期門、陽陵泉、丘墟、肝兪、腎兪は捻転の瀉法あるいは雀啄法で響かせる。太衝、三陰交は捻転の補法。

【解説】記載したツボはすべて疏肝理気の効を有する。捻転の瀉法や雀啄を用いて響かせると、疏肝理気の効をより積極的に引きだせる。とくに肝兪、陽陵泉の組み合わせは有効である。

【備考】気滞の特徴である脹り、あるいは脹ればったい感覚を伴う。日常用語ではパンパン、バリバリ、ボワァンといった表現をとる。これが精神的ストレスにより増悪すれば肝鬱腰痛、ストレス因子が絡まなければただの気滞腰痛である。どちらも気をめぐらせれば消失する。それゆえ運動、呼吸法、入浴などは補助療法として最適となる。

ただし「ストレスはありますか?」の類の問診は愚問だろう。恒常化したストレスは本人に自覚すらない。むしろ休息時のリラックスしたときに症状をあらわすことが多い。

また肝気と肝血のアンバランス状態でも肝の疏泄が失調しやすい。月経前に腰痛を起こす女性にこのタイプの者が多い。

二、肝気鬱――津液停滞腰痛

【主要症状】沈重感、重痛、同一姿勢悪化、精神的ストレスで悪化、ときに発症ときに消失、運動で軽減。

【随伴症状】よく動く、イライラ感、ため息、放屁、げっぷ。

【特徴】沈重感、重痛があり、それが精神的ストレスと連動する。

【舌脈】舌苔白膩、脈弦滑
【治法】疏肝理気、利湿止痛
【配穴】期門、太衝、陽陵泉、丘墟、肝兪、脾兪、腎兪、三陰交、陰陵泉、血海などより圧痛、硬結を指標に四~六穴適選する。すべて瀉法。

【操作】気の停滞が二次的に津液の停滞を起こしたものである。それゆえ基本は行気により利湿をはかる。肝鬱気滞と同様に捻転の瀉法や雀啄で響かせる。その後、気持ちよい程度の灸頭鍼も適う。あまり熱すぎると気鬱化火を起こすので、熱量には十分注意を払う。期門は外側に向かい斜刺でゆっくり捻鍼しながら響かせる。

【解説】基本は疏肝理気である。期門、太衝、陽陵泉、丘墟、肝兪には疏肝理気の効がある。とくに期門の刺鍼で腹部に響けば著効を示す。私的見解ながら期門および陽陵泉、丘墟は行気利湿の効があるように思う。また脾兪、三陰交、陰陵泉、血海など利湿のツボに反応があれば適時加味する。

【備考】ときに脾虚湿生傾向をもつ人が精神的ストレスを誘因として腰痛を起こすことがある。これは腰痛発生の誘因が精神的ストレスであっても、その主体は脾虚湿生である。つまり、元来脾虚湿生傾向がある—一過性の精神的ストレス—脾の運化失調—脾虚湿生の増悪という病理変化をたどる。肝鬱—津液停滞腰痛はあくまで肝の疏泄失調によって経絡中に気滞が起こり、その結果として経絡中の津液も停滞したものである。よって顕著な脾虚症状はみられない。

痰飲腰痛

飲食の不摂生で痰飲が生じたり、脾の運化失調で生じた湿が痰に変化したことで起こる。

【主要症状】重痛、沈重感、ときに激痛、同一姿勢で悪化、過食時増悪、患部が比較的広範囲に及ぶ、ときに陰天時増悪、ときに患部冷感。

【随伴症状】食後膨満感、口が粘る、排便不快。慢性化するとウエストあたりの肥満、白帯下。

【特徴】沈重感、重痛に厚膩苔が加われば有力な情報源とみる。

【舌脈】舌質胖大、舌苔白膩、脈滑濡あるいは弦

【治法】化痰止痛

【配穴】中脘、滑肉門、天枢、豊隆、陽陵泉、陰陵泉、脾兪、腎兪、委中、照海。硬結（比較的喜按）

を指標に三～五穴適選する。すべて瀉法。

脾虚――足三里の補法を加味する。

【操作】中脘、滑肉門、天枢は直刺で徐疾あるいは提挿の瀉法。豊隆、陽陵泉、陰陵泉、脾兪、腎兪、委中、照海は捻転の瀉法。足三里は捻転の補法か灸に適う。

【解説】よく中脘、滑肉門、豊隆の組み合わせを常用する。つまり痰飲腰痛ではかなり胃経に偏重した治療となることが多い。委中は膀胱経の調気。照海はよく腎虚水泛の腰痛で用いるが、反応があれば痰飲腰痛で用いるも可。脾兪、陰陵泉は化痰の補強である。

【備考】湿邪腰痛が長期化したものとみる。過食時に増悪傾向とあるが、臨床的には暴飲暴食が数日続くと増悪するようである。湿邪と類似病理とはいえ異なる症状も少なくない。とくに湿邪ほど陰天時悪化傾向が顕著ではない。また湿邪以上に患部に冷感を伴うことも少なくない。腰部経脈にあまりに痰飲が増大すると、気血の流れを著しく損ない、ときに気滞血瘀を思わせる激痛をあらわすこともある。鼠径部～股部あたりに痛みがあらわれることも少なくない。

腎虚腰痛

腎精が不足すると、腰部経脈に疏通するべき気血も不足し、隠痛、鈍痛などがあらわれる。主な発病因子には先天的な腎精不足のほか、加齢および慢性病、過労、多産、性交過多などがある。一般に先天性や加齢によるものは長期にわたる治療を必要とし、後天的素因によるものは短期間で症状の消失をみるケースが多い。

一、腎気虚腰痛

【主要症状】隠痛、鈍痛、重だるさ、疲労で悪化、歩行悪化、同一姿勢で悪化、休息後緩解、喜按。

【随伴症状】下腹部軟弱、下半身のだるさ、膝のだるさ、膝に力が入らない、仰臥位で膝裏が浮く、動作緩慢、夜間尿、耳鳴、眩暈。

【特徴】激痛ではない、疲労で悪化、休息後緩解、喜按は気虚腰痛の四大特徴である。これに一般にいう腎虚症状が加われば腎虚腰痛である。

【舌脈】脈沈虚とくに尺脈虚、舌質淡白やや胖大あるいは痩薄。

【治法】補腎壮腰

【配穴】腎兪、大腸兪、命門、天枢、気海、関元、足三里、陰谷、太谿、復溜、女膝。喜按、軟弱感を指標に三〜五穴適選する。すべて補法。

【操作】直刺で捻転の補法。浅めに切皮し、徐々に刺入する。灸頭鍼、多壮灸及び棒灸も可。命門は直灸がよい。

【解説】上記はすべて補腎益気の効をもつ。とくに腰痛なら腎兪、第二腎兪ともいうべき大腸兪、天枢、関元は外せない。天枢は瀉せば清熱利湿、補せば補腎に働く。命門、関元の組み合わせは補腎益精といった感じであろうか。なぜか重度の腎精不足のほうがよく効く。とくに命門にこの傾向が強い。よく太谿、復溜はそれぞれ腎陽虚、腎陰虚に用いるとあるが、そうとは限らないことも多々ある。喜按、軟弱感などの反応からどちらかを選択したほうがより実際的であろう。足三里は単独では補腎の効が薄いも、そのすぐれた補気性は補腎の補強として用いれば有効に働くはずである。経験則であるが浮腫には女膝の多壮灸が効を奏す。

【備考】一般に舌痩薄は陰虚や血虚とみる。しかし、長期にわたる腎気不足であらわれることもある。

二、腎陽虚腰痛

【主要症状】隠痛、鈍痛、重だるさ、疲労で悪化、休息後緩解、喜按、腰および下肢不温。

【随伴症状】夜間頻尿、小便清長、陽萎、ときに少腹拘急。

【特徴】先に腎気虚腰痛の寒冷症状が亢進したものとみる。

【脈舌】脈沈あるいは沈細、舌質淡白あるいは胖大

【治法】温腎壮腰

【配穴】腎兪、大腸兪、天枢、気海、関元、足三里、陰谷、太谿、復溜。喜按、軟弱感、冷感、軽度の自汗などを指標に三～五穴適選。すべて補法。

【操作】ほぼ腎気虚に準ずるが、取穴の際には冷感や軽度の自汗が加わる。灸頭鍼、多壮灸、棒灸の熱量は腎気虚より高くなる。

【解説】配穴構造としては補腎益気のツボに灸などで熱刺激を加えることで温腎に傾ける。とくに関元の多壮灸は温腎の効が高い。

【備考】少腹拘急は恥骨近くの腹直筋が突っ張っている状態である。腎気虚から腎陽虚に多い。

三、腎陰虚腰痛

【主要症状】隠痛、鈍痛、重だるさ、疲労で悪化、休息後緩解、喜按、足のほてり。

【随伴症状】口乾、寝汗、小便短黄、五心煩熱、ときに足跟痛。

【特徴】腎気虚腰痛に熱症状が加わったものとみる。

【舌脈】脈細数、舌質紅、痩舌
【治法】補腎滋陰壮腰
【配穴】腎兪、志室、大腸兪、気海、関元、陰谷、交信、太谿、復溜。喜按、軟弱感、すじ凝りを指標に三〜五穴適選。すべて補法。

【操作】捻転の補法。銀鍼を多用する。無理に鍼先を進めず、徐々に溶かすように打つのがコツ。焦って打たないこと。

【解説】上記はいずれも腎陰を補うツボでもある。よく用いる組み合わせは復溜、志室、関元である。とはいえ前述したごとく、反応を重視した結果として復溜が太谿に代わることもある。

【備考】足跟痛は腎虚のうちでも腎陰虚であらわれやすい。


とかく腎虚腰痛は症状およびその重症度の幅が広い。気虚が下半身中心にあらわれた腎虚もあり、生命を維持する腎精の不足による腎虚もある。つまり過労的腎虚〜老化要素を十分に含んだ腎虚まであるということだ。

「この患者の腎虚は腎精不足を含むものか否か」という問いは意外に難しい。発育不全、骨・脳・髄の退化現象があらわれるか、通常あらわれる腎虚症状の重症度合いが高ければ腎精不足があると認識する。狭義の腎精不足である生殖の精の不足を腎精不足とする場合もあるが、意味合いが違うので混同は避けたい。

脾虚腰痛

過労や寝不足などで元来もつ脾虚が顕著にあらわれ発病する。脾気の不足は、気血の生産能力を低下させ気血両虚を引き起こす。これにより腰部経脈の滋養が失われ脾虚―気血両虚腰痛となる。また、脾気不足が運化作用に及べば津液が停滞する。これが脾虚湿生腰痛である。

一、脾虚――気血両虚

【主要症状】慢性的な鈍痛や重だるさ、疲労で悪化、休息後緩解、喜按。
【随伴症状】全身の疲労感、食欲不振、食後嗜眠、四肢の倦怠感、声に覇気がない、眩暈。
【特徴】気虚腰痛の四大特徴に脾虚症状が加わること。
【舌脈】舌淡、舌苔白薄、脈虚弱
【治法】健脾壮腰
【配穴】脾兪、腎兪、中脘、気海、足三里、三陰交。腎虚同様に喜按、軟弱感を指標に三、四穴を適選する。すべて補法。

【解説】中脘、気海、足三里は健脾補気の効が高い。気海には健脾と補腎のどちらにも働く。ここでは健脾で使用する。これに無色透明の三陰交を加えるとさらに補気性が高まる。また三陰交を補血性に重視する立場に立つと脾虚―気血両虚の全面的配穴となる。脾兪、腎兪は脾虚の強化であり、標治的にも腰部の気血を促す効がある。

【備考】腰部症状においては気虚腰痛である。この限りにおいては腎虚腰痛と見分けがつかない。随伴症状で脾虚の徴候をみつける必要がある。気血両虚といえどもあくまで気虚が主体である。しかし注意深く観察すると、血虚のために感覚器の滋養能力が落ちることもある。一時的な聴力・視力の低下、筋のひきつれ、ピクピクとした痙攣、知覚麻痺などはこれによる。脾虚―気血両虚でもこのような症状があらわれることもある。極的な休養を指示する。ただし、軽度の運動は気血のめぐりを徐々に回復させる働きがある。ラジオ体操程度のものはおおいに奨励すべきであろう。

二、脾虚湿生

【主要症状】沈重感、重痛、後は気虚腰痛の症状。

【随伴症状】食欲不振、尿量減少、便溏、四肢の沈重感。

【特徴】腰の沈重感などが疲労で顕著になる。と同時に脾虚湿生の症状があらわれる。

【舌脈】舌苔白膩、脈滑あるいは濡

【治法】健脾利湿、壮腰

【配穴】気海、脾兪、足三里など。喜按、軟弱感を指標に一、二穴適選する。補法。中脘、陰陵泉、三陰交、血海、委中。圧痛、硬結を指標に二、三穴適選する。瀉法。

【解説】気海、脾兪、足三里で健脾する。利湿はおもに下腿脾経の圧痛点から取穴する。陰陵泉、三陰交、血海にあらわれやすい。上記配穴で中脘を一応瀉法としたが、軟弱なら補法とし健脾の効として用いる。

【備考】脾虚腰痛のうち、腰部の沈重感、重痛が顕著にあらわれたものと解釈する。沈重感、重痛は湿邪の特徴である。湿熱腰痛でも触れたが、湿邪には同一姿勢悪化という特徴もある。これら湿邪の特徴が疲労とともに増悪するようだと脾虚湿生と考える。

最後に

以上、本論では風寒湿、血瘀、湿熱、肝気鬱、痰飲、腎虚、脾虚に弁証した。

くり返しになるが風寒湿腰痛は風寒湿の邪が表を犯し、浅層の経絡に定着したものである。ただし臨床的には風寒腰痛と寒湿腰痛が多い。湿熱腰痛は湿熱の邪が表から浅層の経脈に侵入するか、湿邪が内傷より派生し経脈に及ぶ。そして「停滞すれば化熱する」の理により、湿邪が熱性を帯び湿熱腰痛になる。つまり湿熱腰痛は外感、内傷どちらからも起こりうるのである。慢性化すれば痰飲腰痛形成の重要因子になる。肝気鬱腰痛は肝の疏泄が失調し腰部経脈に気滞を起こす。また気滞を因として二次的に津液が停滞するものもある。痰飲腰痛は痰飲が腰部経脈に定着して起こる。背後に脾虚湿盛や過度の暴飲暴食が隠れる。血瘀腰痛は様々な因で起こるが、打撲、外傷、捻挫など物理的圧力により腰部の経脈を損傷するものが多数を占める。腎虚腰痛と脾虚腰痛はともに虚証である。それぞれ腎精不足、運化失調で気血の生成力が減じ、その結果として腰部経脈の気血不足が起こる。

不妊症の弁証論治

近年、不妊治療を求める患者がますます増加傾向にある。とくに長期に不妊外来へ通い、良好な結果を得られないケースでの補助治療としての位置づけである。

不妊鍼灸の大きな特徴は、直接に妊娠にアプローチするというより、妊娠しやすい環境設定に重点を置く点にある。

論者の場合以下の三点を意識する。第一に子宮（以下胞宮と称す）を良好な状態に維持するよう努める。第二に不妊患者特有の汲々とした心情を溶かしてゆく。最後は少しでも受精卵の着床率を高めるようなアプローチを心掛ける。

まず第一の良好な胞宮という視点から、月経期間、形状、頸管粘液、ＢＢＴ、疼痛の五つの要素の改善に力点を置くことが多い。

月経期間は月経周期と月経日数を指す。当然ながら周期は二十八日前後での安定、日数は五～七日内を目標とする。

形状は主に経色、粘稠度、経量、経血の勢いの四点から考察する。それぞれ弁証と直結する情報であり詳細に聞かなければならない。また、初潮から現在にいたるまでのこれらの変化の様子も尋ねる。大きく変化した時期があるのか、徐々に変化してきたのかは意外に重要な情報である。

頸管粘液は排卵指標のひとつとして不妊治療では是非に確認したい。頸管粘液を眼で見える腎精の趨勢サインと認識しているからである。勝手に「胞宮の余液」と造語を作っている。

胞宮内にかぎっては腎精の一部である生殖の精が、異なる時期に気血双方に転化する。月経中盤から排卵前までは血に転化し、血の量的超過状態を作りだす。排卵の少し前から今度は気に転化する。この気の総量が血に追いつくと頸管粘液の排出および排卵が起こると考えている。その後も気は増え続け、これが基礎体温の上昇といった形で表現されるわけである。

ＢＢＴは基礎体温表のことである。しっかりした二相性、排卵後の上昇線、高温相内の温度差などいくつかのチェックポイントを用意する。またこの表は気血盛衰図という側面もある。

疼痛は多様な表現をとる。患部腹痛においては刺痛、絞痛、隠痛が三大疼痛である。場所に視点を移すと上腹部痛、大腿内側痛、腰痛、頭痛、肛門痛、陰部痛、乳房周辺の脹痛などがある。それぞれ弁証の有力な手掛かりとなるため、時期、期間と絡めながら詳細に聞く必要がある。

衝任と胞宮

中医書で婦科の証名を見ると衝任××証と胞宮××証の分けがある。衝任××証は胞宮内に流入すべき気血の障害、あるいは邪実が胞宮内に流入したときに用いる名称であるようだ。つまり胞宮内病理までもが衝任脈で代用されている。

胞宮××証は胞宮自身の病理の際に用いている名称であるように思う。胞宮××証は問題がないが、衝任××証だと胞宮内病理のすべてが衝任の病理ということになってしまう。これにいささかの疑問もあり、本論では衝任××を用いず、胞宮内××という名称で統一する。

肝気鬱——胞宮気滞

肝の疏泄失調が胞宮の蔵瀉の働きに影響し、周期の錯乱や月経痛を起こす。とくに疏泄失調は周期錯乱、つまり月経の周期性を失う最も有力な病理である。この場面なら疏泄失調は胞宮の蔵すべきときに瀉し、瀉すべきときに蔵すという不適性を有するようになる。このような安定感を欠くことこそが肝気鬱の影響を受けた胞宮気滞の主たる症状表現となる。

【症状】

期間：月経周期の不安定、月経日数不安定。
形状：色—不変。粘稠度—やや高い、血塊があってもトロンとした感じ。経量—二〜四日目に多い、勢い—三、四日目に最も盛ん。
頸管粘液：時期のずれ。量が一定しない。
BBT：高温相の乱高下、低温相も不安定。
疼痛：月経前から下腹部脹痛。高温期後半の強い乳房脹痛。
その他：高温期後半に急躁易怒、肩こり、善息。化火すれば煩躁、にきび。

舌脈：脈弦（とくに月経前半）。

【治法】疏肝理胞

【配穴】帰来、次髎、太衝、合谷、陰都。

血熱——期門

【技法】帰来は子宮の患部取穴。これに次髎を加え、行気を目的に提挿の瀉法で響かせる。太衝は疏肝の基本。面として捉え、圧痛を探し、瀉法で響かせる。足第二趾側に圧痛が多い。合谷は子宮周辺の衛気の活動を高め、疏肝の補佐として用いる。陰都は腎経にあり、衝脈との交会穴である。胞宮を理気しつつ、気滞で起こる胃腸脹痛や胸脇苦満までにらむ。肝鬱化火し、初日から大量の経血、えぐられるような痛みがあれば期門を用いる。子宮の清熱である。

【解説】全体像として前述した安定感のなさと、月経前から気滞表現が確認できれば確定論拠とする。気滞表現のみなら別病理もありうる。たとえば乳房脹痛があれば肝気鬱の影響大とするのはいささか先走りに思う。八割方の者に乳房脹痛がある。

現実の臨床では、肝気鬱は主体的な証というより、各証に随伴的にあらわれることが多い。日常生活のなかで力点を入れたい事柄と月経が重なる不安、不妊治療自体への苦慮などが、条達を阻み、ときどきに顔を覗かせる感じであろうか。また過労、心労、睡眠不足などから肝血が消耗し、血虚肝鬱を起こすこともある。とくに不妊患者は、病院への定期通院自体が日常のなかに組み込まれるほど密になり、時間的制約や緊張感の連続性のうえ、さらにホルモン剤の使用過多なども相まって肝の疏泄失調～肝血虚～肝心陰虚という流れをもちやすい。精神的には鬱々不楽から焦燥感や不安感といった心情に流れる。平素から運動指示はもとより、肝気鬱が顕著なときに非日常的な空間に身を置いてもらうなどの「間」が必要ではないだろうか？

①肝気鬱と疼痛

子宮内が用意周到に気の超過現象を起こすのは、受精卵を着床させ、さらに胎児へと成長（気化）させるためである。受精しない場合にこの気は余剰の気と化し、これが気滞症状として如実にあらわれる。排卵後一週間の前後が顕著である。

また月経開始には脾の固摂、腎の封蔵より肝の疏泄が胞宮に対する影響を強めることが必須条件となる。この両時期に元より肝気鬱があれば気滞症状の悪化をみる。はなはだしいときはこの両期間がつながり、脹満、鬱熱を表現した症状をあらわす。症状部位はおおむね時間経過とともに下降線をたどる。胸、脇、上腹部、下腹部という感じだろうか。もちろん化火すれば頭痛、肩こり、にきびという上昇ラインも想定する。この場合は熱状を伴う。頭痛なら拍動痛、肩こりなら膨張感、にきびなら赤みがあらわれる。

②胞宮内血熱

さらに熱状が強いケース、たとえば排卵までに肝鬱化火から肝火上炎が顕著なケースでは胞宮内に血熱状態を引き起こす。胞宮内血熱である。経量、勢いともに増し、経色は赤紫に変じ、口渇喜冷飲があらわれる。痛みは腹部絞痛で、えぐられる、剥がされるなどと表現する。激痛の部類であり、拒按である。ただしどのタイプの月経痛も、例外なく腹部を冷やしても良くはならない。血熱とはいえ、温めたほうが楽になるか、変わらないかである。温補は胞宮の瀉性を高め排出力を増すからである。

肝血虚――胞宮内血虚

胞宮内の血はその大半を肝の余血に依存する。それゆえ肝血の不足は直接に子宮内の血不足として反映する。胞宮内血虚である。低温期の延長と経量減少を主要症状とする。

【症状】

期間：月経周期延長。月経日数短縮（五日以内が目安）。

形状：色―薄い感じ、ピンク色。粘稠度―サラサラ。経量―月経後半少量。勢い―全体に勢いが感じられないが、月経後半に極端に勢いがなくなる。

頸管粘液：時期が遅れる、やや少ない。

BBT：低温期の延長。

疼痛：下腹部隠痛。

その他：陰部瘙痒、不眠、鬱々不楽。

舌脈：脈細

【治法】養肝理胞

【配穴】帰来、次髎、三陰交、肝兪、太衝。

【技法】帰来、次髎は胞宮の前後配穴。月経時は行気を目的に提挿の瀉法で響かせる。疏肝同様に胞宮内に血を残存させないための手法である。血虚とはいえ、胞宮内に血を残存させれば、血虚血瘀を形成し、不妊の有力な病理を形成する。低温期から高温前期までは提挿補法に切りかえる。三陰交、太衝は婦人病の養肝の基本。小さな硬結を見つけ、補法で周辺に響かせる。肝兪は疾病を問わず肝血虚に使用する。少し揉んで糸状の凝りを探りだし補法する。

【解説】肝血虚ではそれと同調する子宮内の血不足が表現される。一定量の到達に時間がかかれば周期延長。定量に達する前に気の総量が上回れば定量自体が少なくなり日数短縮、経量減少、出血の勢いも乏しい。貯水量が少ないダムから放水しても水の勢いがないようなものである。はなはだしければ月経停止となる。卵胞の基礎的物質の減弱と認識する。超音波画像なら内膜が薄くなっている。気も少ないぶん、高温相を維持できず、体温が低くなったり、期間が短くなることも多い。子宮内気血両虚に展開する。補気性のツボを加味する。

痒みは肝血虚の一般表現であり、肝経が陰部を纏《まと》うという論旨以上に陰部にこだわる必要はない。陰部以外の皮膚や眉の痒い人などもいた。

月経から排卵までの期間の心労、睡眠不足は、次周期に一過性の肝血虚症状を起こすことがあるので心に留めておく必要がある。本人は忘れている。

精神的に肝血虚から心肝血虚へ移行する者は不安感、悲哀が顕著になり、自己犠牲しているという思いが芽生えたり、他者との関係を切り孤立を深める人もいる。膻中、四神聡の使いどころである。

肝血虚と疼痛

肝血虚から胞宮内血虚の痛みは腹部隠痛を基本とする。肝腎陰虚に流れれば腰痛が加わる。喜按、喜温である。肝血虚は疏泄失調を内在することも少なくなく、月経前期まで脹痛をあらわすこともある。

上述したごとく月経痛の基本病理は「胞宮の瀉す力×子宮内物質の状態」で決まる。それに外部環境と精神状態が加わり増減するという構造である。この視点から肝血虚を考えると、瀉性は衰えておらず、排出する経血も少ないので、月経痛は比較的程度が軽いと認識する。

脾気虚——胞宮気虚

脾の運化失調により気血の生産力が低下すると、衝任脈より胞宮内および胞宮自体へ流入する気血が低下する。とくに蔵瀉を主る胞宮の気への影響は甚大で、胞宮気虚と呼ぶべき状態を呈する。

【症状】

期間：高温期の短縮。月経日数延長

形状：色—薄い感じ、ピンク色。粘稠度—サラサラ。経量—変化しない。勢い—勢いなくダラダラした感じ。

頸管粘液：変化なし。

BBT：二相とも温度が低い。とくに高温相の維持不良があらわれやすい。

疼痛：下腹部隠痛。

その他：白帯下、不正出血、眩暈。月経時の倦怠感顕著。

脈舌：脈細弱、舌胖大、歯痕。

【治法】健脾理胞
【配穴】帰来、公孫、気海、帯脈、腰陽関
【技法】帰来は非月経期では補法、月経期は行気に傾ける。

公孫、気海は健脾補気の代表穴、足三里に凹みがあれば公孫を足三里で代用も可能。提挿の補法。捻転補法なら空虚なツボを締める感じ。帯脈、腰陽関の穴対は固摂作用が強い。中気下陥に傾くなら必須である。使い分けるなら帯脈は帯下類に、腰陽関は経血類に用いる。

【解説】胞宮内の気血両虚、胞宮の気虚、胞宮の不固の三大病理が主要な症状表現となる。

胞宮内の血不足がはなはだしいと月経周期延長、月経期間短縮、無排卵などがあらわれることが多い。同様に胞宮内の気の不足もあり高温相の維持が難しく、短縮したり、低下したりする。総じて高温期が徐々に短縮傾向をもつ。胞宮内の気血の減少度合いで症状がかなり違ってくるので、意外に弁証が取りづらい面がある。

胞宮気虚で固摂失調があれば不正出血をあらわす。脾虚ゆえ月経中は食欲不振や浮腫、ときに冷感や極度の疲労感を覚える。

不妊症なら各種検査数値が正常値内の下限であることが多い。妊娠しても維持が困難で、十週内に流れてしまうことも少なくない。

脾虚の場合に頭を悩ますのが経量の問題である。後に排出物となる胞宮内の気血は不足の状態、蔵瀉の機能においては低下、そして下陥をにらむという構造のなかで、経量についてどう切り込むかを思案する。結論として経量は不変かわずかに減弱しているものの、本人の自覚はダラダラ続くため、問診上では多いと答える人が多数いるように思う。そこで脾虚を疑う場面では、経量より勢いのなさを重視し聞くようにしている。

① 胞宮気虚と月経痛

胞宮気虚は瀉する力、つまり推動力の低下と固摂低下を引き起こす。固摂低下はさほど月経痛を伴うことはない。勝手に漏れる感じである。はなはだしければ小水のようにシャーシャーと漏れてしまう。比べて推動力の低下は気虚気滞を起こしやすい。肝気鬱がないのに気滞痛を引き起こす。また繰り返すうちに血の子宮内残存というやっかいな現象を引き起こす。気虚血瘀である。気虚血瘀は不妊症の有力な病因である。経血を残させないために月経時に活血を主体とした治療が望まれる。

② 脾の四つの役割

繰り返すが、月経は留めようとする脾腎の固摂より、出そうとする肝の疏泄が上回り、そのサインを受け取って胞宮は蔵から瀉へシフトする。そのおり胞宮気虚は瀉する力（推動）が弱いということである。胞宮内は気血が少ないということである。さらにこの時期は脾虚ゆえの一般症状が顕著になる。つまり脾の固摂は妊娠の有無の確認ができるまでその維持に動き、脾気の運化失調は直接に胞宮の推動作用の減弱に傾き、胞宮内の気血も減弱する。さらに脾気不足は、気血排出の月経時には顕著にあらわれるということである。

腎陽虚——胞宮陽虚

腎の陽気不足は直接に胞宮の推動、温煦、固摂の三要素の低下を導く。とくに子宮の陽気が不足すると、当然ながら寒冷症状を伴う。胞宮陽虚と呼ぶべき状態である。

【症状】

期間：周期不変あるいは規律性に欠ける、ただ高温期が短い傾向はある。月経周期延長。

形状：色—薄い感じ、ピンク色。粘稠度—サラサラ。経量—変化しない。勢い—勢いなく、ダラダラした感じ。

頸管粘液：帯下との判別がし難いほどサラサラ。

BBT：二相ともに温度が低い。低温相は三十六度前後、高温相でも三十六・七度に届かない日が多い。高温相がないときや、高温期途中に低温があらわれることもある。もちろん数字を絶対視すると、漢方の醍醐味が消えるので注意は払う。

疼痛：下腹部隠痛。

その他：白帯下、月経時の下半身の倦怠感顕著。

脈舌：寸脈虚、舌質淡白、舌胖大、滑潤。

【治法】温腎理胞

【配穴】帰来、太谿、関元、腎俞、命門、腰陽関。

【技法】帰来は非月経期では補法、月経期は行気に傾ける。太谿、関元は補腎温陽の穴対。提挿、捻転の補法の後に灸頭鍼をかける。直灸も可能。凹み、軟弱感を指標に取穴する。太谿に比べ凹み、軟弱感が大鍾、照海、復溜に強くあらわれるなら代用可能である。関元から気海も同様である。腎俞は同様の手技で補腎温陽の強化に用いる。軽く触れ薄い凹みを指標とする。関元、気海、腎俞の補法の簡便法は、深部がスカスカなときに限り、寸六、二番以上の鍼を深く刺入し、灸頭鍼をかけ十二分以上置鍼する。命門、腰陽関の穴対は不固に傾いたときに用いる。直灸か灸頭鍼が適当である。

【解説】不固傾向つまり封蔵作用の低下があれば、高温相の維持が難しく、高温期は短くなる。陽虚レベルのみなら期間は変わらず、高温相となるものの低温に留まる。腎精不足がないなら子宮内の気血の量的変化はなく、経血は薄くサラサラ系で、動きやすい。経期は不変からわずかに延びる程度で留まる。ただ気虚を兼ねると胞宮の瀉性が落ち経期は延長する。

胞宮内の気血は肝の余血、脾の運化で生成された気血および腎精から転化した気血で構成する。そこで肝血虚は胞宮内の血虚を、脾気虚は胞宮内の気血両虚を、腎精不足もわずかだが胞宮内の気血両虚を導く。ただ腎精不足は量より質的劣化をもたらす傾向が強い。腎気不足は、腎精不足と違い胞宮内の気血の質量にあまり関わらない。むしろ胞宮の蔵瀉の作用である胞宮の気に先の脾気不足以上にじかに影響する。この点に他臓腑に比べられない腎と胞宮の親和性を見出すことができる。

不妊症においては、腎気不足は胞宮の瀉性の減弱を引き起こし、ついで胞宮内の気虚気滞から長期化の過程で気滞瘀血を引き起こす。臨床上このケースが極めて多い。病名では子宮内膜症、子宮筋腫、卵巣嚢腫、卵管癒着などに多い。

胞宮陽虚から胞宮寒凝

胞宮の陽気不足は腹部に隠痛のほか、腹部冷感、喜温、喜按などをあらわす。腰部から殿部の冷感やだるさを伴うこともある。また腎の影響の特徴として大腿内側痛が出現する。陽虚では大腿内側の冷感として表現される。これらは経期全般にわたりある。

また、胞宮の温煦が失われ実寒を伴うことがある。胞宮寒凝か胞宮内血寒である。風寒がじかに子宮に侵入する場合もあるが、臨床でみる限り腎陽虚から内寒を生じるケースが圧倒的に多い。寒邪の収斂性が強くあらわれる。下腹部の絞痛が強烈で、蹲《うずくま》る感じになる。動くと悪化するため、起き上がれないこともある。拒按、喜温を示す。経期前半は悪寒する者もいる。風邪のような関節痛と表現する者もいる。大腿内側の放散痛も強くなる。多壮灸の出番である。寒凝血瘀に移行すれば胞宮内は気血の凝滞から熱化し、発熱を起こす者も少なからずいる。血海を常用する。

腎陰虚――胞宮陰虚

【症状】

腎陰が虧損すると直接に胞宮の陰液不足および虚熱病理を表現する症状があらわれる。

期間：低温期が短縮。月経周期短縮。
形状：色—赤〜赤紫。粘稠度—高い、赤紫の血塊があることも。経量—やや減少。勢い—開始から半日ほどで勢いが出る、後期はダラダラ続くかスパッと終わる。
頸管粘液：少量。
BBT：低温期短めで体温は高めになりやすい。
疼痛：陰痛、腰痛、大腿内側痛。
その他：月経時の便秘、煩燥、五心煩熱、盗汗、不眠。
脈舌：脈細数、舌質赤、痩舌。
【治法】滋腎理胞
【配穴】帰来、復溜、陰谷、関元、志室、期門。
【技法】帰来は非月経期では補法、月経期は行気に傾ける。復溜、陰谷は滋陰補腎の基本穴。小さな硬結を指標に捻転補法する。志室の捻転補法は滋陰補腎の強化。火旺には照海あるいは湧泉を加える。中国期門は子宮内の血熱に効果的。捻転瀉法する。
【解説】胞宮陰虚は長期化した腎陰虚の影響をじかに受けたものである。イメージとして胞宮そのものの陰液が減少し、硬く小さくなってゆく感じである。子宮内の容積が減るので、一定量の血が溜まるまでの時間が短くなる。つまり低温期が短くなる。そのぶん排卵期が前倒しされる。月経終了間もなく排卵というケースもある。子宮内が虚熱で温まるので、経血は濃く、粘度が高くなる。胞宮陰虚は気の栄養源である陰分の不足も意味する。そのため実際は気陰両虚となる。胞宮の気が少ないところへ持ってきて、濃く粘度の高い血を推動しようとするため、スムーズに動き出すまでに時間がかかる。半日から一日程度の溜めが必要になる。動き出すと血自体が温まっているため、勢いがつく。気の不足の程度によるが、経期後半に胞宮の瀉性の息切れ状態を起こしダラダラ長引く場合もある。経期後半のダラダラがあれば胞宮気陰両虚といえる。補気性のツボを加味する。

虚熱により高温相は高くなりそうだが、病理的な熱であり、ほてりや乾き、つまり一般でいう腎陰虚の症状を呈するだけである。ただ日頃から体温は高めであるため、若干低温相が高めの感じはする。

胞宮陰虚から胞宮内鬱熱

上述したように「気足らず血重し」の状態であるため、半日ほど動きが少ない。このおり一種のエネルギーの蓄積状態から鬱熱が起き、チリチリ、チクチクした痛みを起こす人がいる。そのおり全身の倦怠感、関節痛を伴う微熱をあらわす者もいる。胞宮内鬱熱である。

その後は勢いよく排出するため、硬い子宮に無理な動きが加わり絞痛があらわれる人もいる。胞宮内血熱状態といえる。腎病理ゆえ大腿内側痛があらわれやすい。

子宮内膜症をもつ人で偽閉経療法を受けると腎陰虚に進行しやすい。一部排卵誘発剤もこの傾向をもつ。イメージとして胞宮内が硬く、胞宮内の血の粘度も高いため、超音波診断では子宮内膜が基準値内の厚さであっても、現実には着床しにくい質に移行しているのではないだろうかと考えている。

胞宮血瘀

胞宮血瘀は様々な病因からなる二次病理である。よく見る順に胞宮気虚、胞宮陰虚、胞宮寒凝、胞宮気滞、胞宮内血熱などがある。

【症状】

期間：経期延長で総じて七日以上。周期は総じて長めになってくる。

形状：色―紫。粘稠度―高い、血塊あり。経量―初日はかなり少なく、二、三日目から多くなる。不規則だが、多くなる傾向がある。勢い―二、三日目から勢いが出る。

頸管粘液：不定。

BBT：不規則。

疼痛：刺痛、絞痛、激痛、夜間痛。月経開始から痛み、ほぼ出血量と痛みが比例する、血塊を出し切ると減痛。

その他：下腹部が硬い、煩燥、口渇、微熱、排卵痛。

舌脈：脈弦渋。

【治法】活血理胞

【配穴】帰来、血海、中極、地機、中封、水泉、次髎。

【技法】帰来、次髎は患部の前後配穴。捻転あるいは提挿の瀉法で響かせ行気活血を促す。血海は下半身の活血の代表穴。提挿、捻転の瀉法。ただ通常の血海より腎経寄りに反応が出るためそこを使用する。中極は任脈調理。胞宮に流入する気血の調整的な意味合いをもたせる。直刺で深く刺入する。非月経期の治療には欠かせない。地機は定位が胞宮である。瀉法で用いれば胞宮活血の効が極めて高い。腎精不足を兼ねれば補法とするか、補した後に間をおいてから瀉法する。中封は肝経の行気性が高い。瀉法で響かせ活血を強化する。水泉は個人的に腎中の血瘀に用いる。ここでは腎虚血瘀に対応させる。捻転瀉法で響かせる。以上の穴はすべて圧痛を指標に適選する。

【解説】経色は紫から黒が基本である。陰虚血瘀では赤紫から赤黒。寒凝血瘀はやや青みがかる。血塊は粘稠度の高さや凝縮度により様々なタイプのものがある。陰虚血瘀はネバッとした血塊でやっと出てくる感じがする。寒凝血瘀はトロンとした血塊でスルッと出る感じになる。陰虚より大きめの感じである。総じて血瘀が進行すると血塊自体の臭気が強くなり、肉片が糸のような感じで排出されることもある。ある患者にその長さを尋ねたところ、手のスパンより長いと言う。この長さが事実なのか？肝鬱性格によるオーバーな表現なのか？　未だ謎である。

経期は一、二日出にくいことが多いぶん少し長めになる。出足が遅い感じでというべきであろうか。肝鬱からの気滞血瘀や寒凝血瘀では三日内で急に止まることもある。稀ではあるが五日目以後に再開する人も十名弱はいた。周期は陰虚血瘀ならかなり短い。それ以外は様々な要素が入り組んで読みづらい。ほぼ一次病理に準ずる形となる。胞宮内血瘀が気の升降を阻めば、陽気の下降が阻まれかえって上り口渇、煩燥、微熱があらわれる。

子宮筋腫、卵巣嚢腫、ポリープ、子宮内膜症、癒着など様々な婦人科疾患で血瘀はみられる。また内膜が適度の厚さを保っていても、非常に着床しにくい傾向をもつ。

胞宮内血瘀と疼痛

胞宮血瘀は刺痛と絞痛が主体である。イメージとして刺痛は比較的硬いもの同士が触れ合うか、触れ合う者同士の圧が強いときに起こる。例えば気虚血瘀で血の残存が蓄積され、胞宮内の容積が狭まったところへ、衝任脈から大量の血が流れ込みぎゅうぎゅう詰め状態のときに起こる。つまり月経開始の前から起こる。胞宮陰虚で内壁が縮み硬くなったところに、衝任脈から勢いのある血が流れ込んだときも起こる。また寒凝胞宮で胞宮および胞宮内の気血もともに凝縮されたときなどに刺痛は起こりやすい。比較的発生条件が限定的であり、月経前から起こりやすい。

比べて絞痛は血が動き出すときに起こる。胞宮が瀉へシフトする瞬間から始まる感じである。寒凝血瘀で胞宮が凝縮されている状態で、収縮された血の固まりが出口をこじ開け陰道に出ようとするときに起こる。また血熱血瘀で勢いのある血が内壁を削りながら陰道に飛び出すときなどにも起こる。総じて実証系で正常の枠外の排出病理の大半はこのような絞痛であるように思う。絞痛は月経においては激痛の代名詞と言えるくらい広範囲な証で起こる可能性があると認識する。

着床率を少しでも上げたい

不妊治療をしていると思いのほか血瘀病理の多いのに驚愕する。もちろん一次病理は多様であるが、二次病理では大なり小なり血瘀が出現する。一次病理への配穴は上記で示した通りであるが、加えて中極、地機で衝任から胞宮内を調理し、水泉、中封、血海、帰来、次髎などを駆使し、極力血瘀の改善に努める。

数年前、婦人病の高名な先生に着床率を上げるのに至陰を使用すると伺ったことがある。至陰の定位は、逆子の定番穴からみても胞宮であることは疑いようがない。論者の持論の一つに「太陽は表中の表、少陽は表中の中、陽明は表中の裏に効かせやすい」という論理がある。

たとえば表に客す病理は太陽経の穴を用い、表中は少陽経の穴を用い、皮下の病理には陽明経の穴を用いるようにする。これにより風寒客表の頭痛は太陽経の穴を使い、長期化したアトピー性皮膚炎のように病巣が皮下にあり、それが皮膚に影響する者は陽明経の穴を多用するなどきめ細かい治療ができるようになる。

これを応用し、表の概念を空気と接するところにまで拡大すると、七竅すべてを表と解釈することも可能である。そこで陰道の先にあり、精子の侵入を許す胞宮も表の一部という側面を有するという論旨を立ててみた。

胞宮内部で外界と接する面は受精卵が着床する面と同一部位である。ここに定位が胞宮で、かつ表中の表に効く太陽経の至陰に多壮灸を試みるようにした。

幸いなことに近年は不妊外来と併用する患者が圧倒的に多く、かなり正確に着床するであろう日を特定できるため、その前後に集中して行うようにする。まだ治験例はそう多くないので断定はできないが、少しだけ着床率が高くなるように思う。

おわりに

臨床に携わり二十数年が経過する。あっという間に時が流れた。

この間、ふたつの柱を行動の指針とする。

「患者に益する臨床家を目指す」ことと「先人の教えを次世代へ伝承する」のふたつである。

まず臨床で感じたこと、出会った事実を極力言語化し再現性を高めるよう努めた。患者の表現する多種多様なオノマトペを中医用語に変化する作業は思いのほか難儀する。言語化しにくい技術的感覚は、そこにたどり着くまでの過程を方法論という形で補うようにした。脈舌のあらわす意味と現状との乖離にも論理の整合性をもって解釈する。

伝承に関しては、発展過程の人間として、自身の力量から鑑み、主に初級者を中級レベルまで引き上げることを目標にする。

前半の十年は師匠梁哲周先生の教えを噛み砕き伝えることに重点を置く。性格上、軽いトークロ調になりやすいため、心の中で師匠と会話し、相手の認識レベルに合わせ、慎重に言葉を選びながら対話する。命門会会長時代の十年であり、自身よく考えた時代でもあった。

比べて後半から現在までは三旗塾塾長としての顔である。先の経験を理論のなかに埋め、キーワードを作り発信するように努めた。思ったこと、感じたことを解放的に語る姿勢に変化する。感じた時代であったように思う。

考え、感じ、そして悟る。

今後は悟りの時代に入りたいが、そうたやすいものではないだろう。まだまだ感じる時代が続きそうだ。将来を見据えるも、真実は今の一瞬にしかないのではなかろうか？　日々の臨床の一瞬に精魂を傾ける臨床家として生を全うしたい。六味丸合補中益気湯合足三里の灸合太谿の鍼の日々はまだまだ続く。

二〇一〇年十一月

著　者

本書は、一九九九年三月から二〇〇三年十二月にかけて『中医臨床』に連載した「中医針灸学を臨床に活かすために」に加筆し若干の修正を加えたものである。

単行本化にあたり、各項の末尾に「あとから」を付記し、さらに「腰痛の弁証論治」「不妊症の弁証論治」を新たに書き下ろし加えた。

【著者略歴】

金子　朝彦（かねこ・あさひこ）

1962 年　石川県生まれ

1982 年　長生学園卒業

1986 年　湘南鍼灸マッサージ（現・湘南医療福祉専門学校）学校卒業

1988 年　北京中医学院短期留学，邱紅梅先生に中医基礎を学ぶ

1989 年　梁哲周先生に師事，漢方全般を学ぶ

1992 年　さくら堂治療院を開設し現在に至る。

現在，漢方研究の三旗塾で後進の指導に当たる。

湘南医療福祉専門学校非常勤講師。日本中医学会評議員。

漢方研究の三旗塾 http://ainetjp. com/sankijuku/

さくら堂治療院 http://www. sakuradou. biz/

著書：『わかる指圧《瘦身》』『わかる指圧《生理痛・生理不順》』

（共にユリシス出版部）

『問診のすすめ』（共著・東洋学術出版社）

中医鍼灸、そこが知りたい

2010 年 12 月 20 日　第 1 版第 1 刷発行
2014 年 10 月 15 日　第 2 刷発行

著　者　金子　朝彦
発行者　井ノ上　匠
発行所　東洋学術出版社

本　　社　〒 272-0822　千葉県市川市宮久保 3-1-5
営 業 部　〒 272-0823　千葉県市川市東菅野 1-19-7-102
電話 047 (321) 4428　FAX 047 (321) 4429
e-mail hanbai@chuui. co. jp
編 集 部　〒 272-0021　千葉県市川市八幡 2-11-5-403
電話 047 (335) 6780　FAX 047 (300) 0565
e-mail henshu@chuui. co. jp
ホームページ　http://www. chuui. co. jp/

カバー・表紙デザイン／山口 方舟

印刷・製本——株式会社 丸井工文社

ISBN978 - 4 - 904224 - 13 - 7 C3047